家庭
舒适护理指南

杨青敏 主编

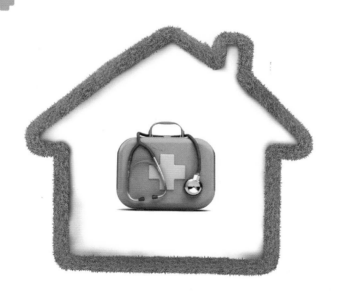

上海交通大学出版社
SHANGHAI JIAO TONG UNIVERSITY PRESS

内容提要

本书作者根据各自临床丰富的舒适护理的经验,介绍了舒适护理的概念、发展及应用。本书涵盖了人体八大系统二三十种病种的舒适护理。有助于照顾者和临床护士掌握舒适护理的技术操作要点,提高舒适护理业务知识水平,更好地为家属和患者服务。

图书在版编目(CIP)数据

家庭舒适护理指南/杨青敏主编. —上海:上海交通大学出版社,2017
ISBN 978 - 7 - 313 - 18006 - 3

Ⅰ.①家… Ⅱ.①杨… Ⅲ.①家庭-护理-指南
Ⅳ.①R473.2 - 62

中国版本图书馆 CIP 数据核字(2017)第 205594 号

家庭舒适护理指南

主　　编:杨青敏

出版发行:上海交通大学出版社　　　　　　地　　址:上海市番禺路 951 号
邮政编码:200030　　　　　　　　　　　　电　　话:021 - 64071208
出 版 人:谈　毅
印　　制:常熟市文化印刷有限公司　　　　经　　销:全国新华书店
开　　本:880mm×1230mm　1/32　　　　印　　张:8.75
字　　数:199 千字
版　　次:2017 年 11 月第 1 版　　　　　　印　　次:2017 年 11 月第 1 次印刷
书　　号:ISBN 978 - 7 - 313 - 18006 - 3/R
定　　价:38.00 元

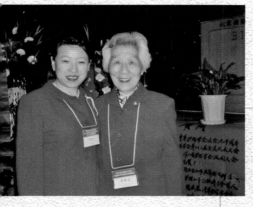

舒适是重要的护理效果之一,舒适模式虽经建立但未展开实践上海五院护理部能以病人舒适为中心展开研究,必将造福病人,推进舒适护理模式

林菊英
2003.7.28.

　　起步研究舒适护理时,中华护理学会理事长林菊英先生给予指导,课题组全体成员铭记在心。

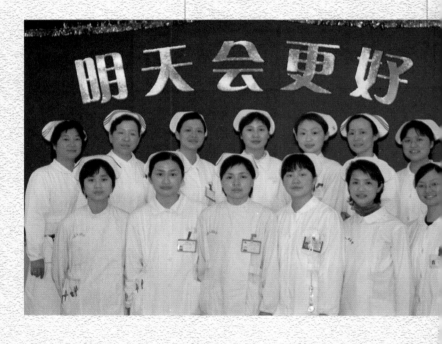

编委会名单

主　编　杨青敏

副主编　乔建歌　丁　飚　王　婷

主　审　周　静　曹健敏　姜节卫

编　委　(按姓氏笔画排序)

王光鹏　刘　伟　刘晓庆　华峰英　杜　苗

张　璐　余缤红　周　丹　茅伟青　杨　鹤

赵振华　夏怀华　钱春英　黄丽丽　曹明节

龚　晨　董永泽　童亚慧　解　薇　曹健敏

周　静　丁凤英

插　图　林　雯

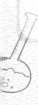

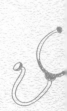

　　"三分治疗、七分护理",彰显了临床护理对患者的重要性。本书重点阐述的舒适护理是一个创新的理念,也是现代社会患者与其家庭的追求目标。

　　舒适护理是护理活动与舒适的相融合的课题,在护理实践中,使患者在生理、心理、社会、精神上达到愉快的状态或缩短不愉快的过程、降低不愉快的程度,最终目的是让患者身心处于最佳状态,更好地配合治疗,减少并发症,促进患者早日康复。舒适护理理念赋予护理更深刻的境界,是一种整体的、积极的护理模式,补充和完善了整体护理的内涵,顺应了医学模式的转变。

　　编者们用近 20 年的研究实践,为临床护理人员、患者和家属倾力打造这本著作,带来护理新理念,注入临床新的活力,让患者感受全身心、全方位的舒适。

复旦大学附属上海市第五人民医院　院长

前　言

舒适护理是一种整体性的、个性化的、创造性的、有效的护理模式。舒适护理在医院内的实施已经越来越成型，并向家庭舒适服务延伸。通过舒适护理可以使患者在住院期间或在家中身心上得到很好的照护，促进患者康复。

舒适护理最大限度地满足患者的需求，从多角度地进行舒适护理，使患者在生理、心理、社会、环境上达到最愉快的状态，或缩短不愉快的过程，或降低其不愉快的程度，也就是说，护理人员能针对患者各种不舒适的因子，给予舒适评估，提出问题，解决不舒适问题，给予患者一个最舒适的护理状态。

编者在临床护理工作中，受到护理领域的优秀专家的启发，认识到患者舒适的重要性，开始学习舒适护理理念，通过课题将舒适护理模式应用于临床护理工作，发展了多个舒适护理方案，提高患者的舒适感受，发明多项舒适护理用具，获得国家专利八项，获得上海市创新护理用具成果奖。

本书编者切实从实际出发，立足于家庭舒适护理，介绍了舒适护理的内涵、舒适护理的意义，并从人体八大系统入手，就每一系统中的疾病进行讲解，提出舒适护理指导的策略，并给予护理小贴士提示，从而构成全面、整体的舒适护理指南，可供护理工作者，特别是居家护理工作者、患者及其家属阅读，帮助患者提升舒适度。

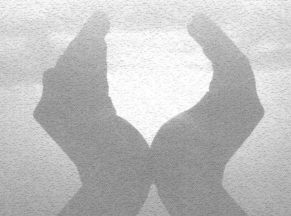

目录

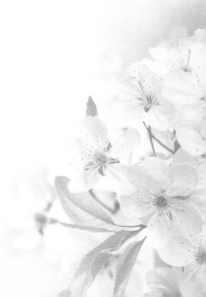

第一章　家庭舒适护理

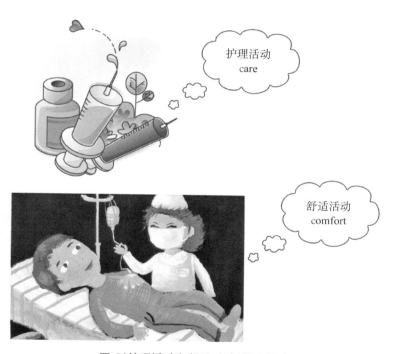

护理活动
care

舒适活动
comfort

双 C(护理活动和舒适活动)护理模式

一、什么是舒适护理

　　舒适,是人的一种主观感受,给人以安乐舒服的感觉。在社会经济发展如此迅速的当下,人们追求的不只是没有疾病的困扰,更多的还追求在生理、心理、社会、心灵的整体舒适。随着医疗卫生事业和护理学科的发展，护理工作也不再是简单的技术操作，它更强调在护理过程中实施以患者为中心的整体护理。舒适护理（comfort care）是一种整体性的、个性化的、创造性的、有效的护理模式，使人在生理、心理、心灵达到最愉快的状态，或缩短不愉快的过程，或降低其不愉快的程度而使患者身心处于最佳状态，更好地配合治疗，减少并发症，促进其早日康复。

舒适护理主要包括以下 4 个方面：

（1）生理舒适：指内因和外因（疾病和环境因素）引发的身体直接感受，包括环境中的温度、相对湿度、光线、音响等所带来的舒适。

（2）心理舒适：指心理感觉，如满足感、安全感、尊重感等。

（3）社会舒适：包括人际、家庭、学校、职业等社会关系上带来的舒适。

（4）灵性舒适：指宗教信仰方面带来的舒适感。对患者的生活习俗和宗教信仰，只要不是国家明令禁止的，我们均予以尊重，并尽可能提供帮助。

二、舒适护理的发展

19 世纪中叶，英国的护士南丁格尔首创了科学的护理事业，标志着现代护理学的形成。早期的护理主要是执行医嘱并完成治疗性护理工作，忽视患者的整体性。随着公众健康意识及人文意识的提高，传统意义上的护理工作已经不能满足患者的需求，人们在接受治疗性护理过程中还期望能够获得舒适的体验。因此，舒适护理应运而生。

早在南丁格尔时期，她在护理实践中就十分强调环境的舒适对患者康复的影响，她主张病房必须空气新鲜，清洁安静，这可视为舒适护理理念的早期萌芽。在这之后的很久一段时间内，舒适护理都没有实质性的发展。直到 1995 年 Kolcabc 将舒适护理从实践上升到理论,提出舒适护理的概念,认为舒适护理应作为整体护理艺术的过程和追求的结果。1998 年,我国台湾学者萧丰富提出"萧氏双 C 护理模式(萧氏舒适护理模式)",强调护理人员应以患者的舒适为考虑重点,使护理实践和研究更注重患者的舒适感受。

伴随着舒适护理理论和模式的产生,护理界开始有目的、有意识地追求舒适护理的临床实践和科学研究,且应用范围日趋广泛,取得了可观的效果。

有研究显示对急性心肌梗死患者在绝对卧床期间实施舒适护理,使心肌梗死患者的病死率和致残率都有所下降,并且缩短了患者的住院时间,同时减轻了患者的经济负担;对重症加强护理病房(CCU)入住患者实施舒适护理,结果患者的抑郁发生率下降 64.0%,焦虑发生率下降 59.2%,恐惧感发生率下降 44.0%;对临终患者实施舒适护理,使临终患者生命得到尊重,疼痛不适症状得到有效缓解,生命质量得到提高,家属的身心健康得到维护和增强,家属随访满意率达 98%。

环境舒适给患者带来了良好的感官享受;卧位舒适减少皮肤完整性受损及坠积性肺炎的发生;输液的舒适管理减轻了穿刺部位疼痛及穿刺次数,保护了血管,利于卧位舒适,并保持良好的睡眠,为肢体功能康复提供了有利条件;肢体功能位的摆放则将关节挛缩、肌肉萎缩发生率降至最低限;排泄的舒适管理,有效地防止便秘、压疮及尿路感染的发生。

舒适护理的实施在患者更多受益的同时促进护理服务质量的提高,拓展护理学科领域,实现护理人员的自我价值。此外,舒适护理不仅提高了患者的满意度,还激发患者的主观能动性,对预防疾病并发症的发生有积极意义,从而提高护理质量及患者的满意度,护士也能从患者的赞扬声中体现自身的工作价值,提高护理人员的职业自豪感。

　　舒适护理在医院内的实施已经越来越趋向成熟,以上各研究的结果都表明通过实施舒适护理使患者住院期间在身心上都得到很好的照护,促进了患者的康复。

三、家庭舒适护理

　　2006 年,Pastor DK 提出家庭护理的概念,指出家庭护理发生在家庭里,主要是为了改善服务对象的健康状况,并指导服务对象更好地掌握社区卫生资源,提高自我护理能力。家庭护理模式是一种新的医疗护理形式,使服务对象在足不出户的情况下就可以享受到医疗保健。一方面减轻了医院的患者负荷,另一方面为无须住院的患者提供了最为方便的治疗及护理。家庭护理的服务对象包括社区健康人群、亚健康人群和患病者,涵盖了所有人的生命和生命的全过程。患慢性疾病患者和处于疾病康复期的患者是家庭护理的重点服务对象。

　　患者在住院期间可以接受医生的治疗和护士的照顾,使病情得以恢复。病情稳定后出院的患者并不意味着已经恢复健康,仍然需要他人的照顾。医院是治疗疾病的场所,家庭才是恢复及保持健康最重要的地方。但是,患者及家属在出院后由于缺乏相关的专业知识,在护理患者时往往会出现这样那样的问题,这就可能导致患者的恢复时间延长,甚至导致疾病复发,不仅增加了患者本身的痛苦,对家属也造成沉重的负担。因此,如何使患者在家中也能得到良好的护理,是我们急需解决的问题。

　　家庭舒适护理,是舒适护理的延伸,是舒适护理在家庭中的应用。由家属或社区护士在家中通过一系列护理措施使患者的生理、心理、社会及心灵上达到愉快状态,患者身心处于最佳状态，以利患者更快、更好地恢复及保持健康。在家中舒适护理主要实施者是家中所有成员、社区护士等。家庭舒适护理的提出不仅为患者的健康提供保证，而且可以增加家庭成员之间的感情，维系社会支持。

本书主要为疾病恢复期的患者提供一系列舒适护理指南。

第二章　心血管疾病的舒适护理

心血管疾病包括心脏和血管的疾病,在人类跨入 21 世纪之初,心血管病给全球带来新的严峻挑战。WHO 发布的《2002 年世界卫生报告》指出,心血管病的病死率最高,全球每年因心血管病死亡约 1 700 万人,是当今世界对人类健康造成威胁的重大疾病。因此,心血管病已成为全球性的重大公共卫生问题。近几十年来,我国随着经济的发展、人民生活水平的提高、饮食结构的改变及人口迅速老龄化,心血管病的发病率和病死率呈上升趋势,是全球范围内上升较快的国家之一。目前,我国每年约有 300 万人死于心血管疾病,给人民健康造成严重威胁,并给社会带来沉重负担。

心血管系统的结构功能

1. 心血管系统概述

心血管系统是生物体的细胞外液(包括血浆、淋巴和组织液)及其借以循环流动的管道组成的系统,它将消化道吸收的营养物质或肺吸进的氧输送到各组织器官并将各组织器官的代谢产物通过同样的途径输入血液,经肺和肾排出。体内各种内分泌的激素和一些其他体液因素,也要通过血液循环将它们运送到靶细胞,实现机体的体液调节,维持机体内环境的相对恒定。

2. 心脏

心脏位于胸腔内,左右两肺之间,收缩时如本人的拳头大小。心脏是一个中空的器官,其内部分为 4 个腔,上部两个为心房,由房中隔分为左心房和右心房；下部两个为心室，由室中隔分为左心室和右心室。左右心房之间，左右心室之间互不相通，而心房与心室之间有房室口相通。

左心室将血液泵到主动脉，再到毛细血管与组织细胞进行物质交换，送去养分带走代谢废物，经上下腔静脉回右心房，叫做体循环；血液经右心房、右心室，肺动脉到肺进行气体交换，释放二氧化碳，带走氧，然后经肺静脉将含氧丰富的新鲜血液运回左心房，叫做肺循环。部分组织液进入另一套封闭的管道系统，形成淋巴液，经小淋巴管逐步汇成大淋巴管，最后分别进入左、右锁骨下静脉，形成淋巴循环。

心脏壁内有特殊心肌纤维组成的传导系统，其功能是发生冲动并传导到心脏各部，使心房肌和心室肌按照一定的节律收缩。这个系统包括：窦房结、房室结、房室束、位于室间隔两侧的左右房室束分支及分布到心室乳头肌和心室壁的许多细支，组成了心脏有节律地收缩和舒张，形成了心脏的搏动。

心脏的营养是由冠状循环血管来供应的。左右两支冠状动脉，分别起于主动脉起始部，右冠状动脉主要分布于右心房、右心室和室间隔后部，也分布于左心室后壁；左冠状动脉分布于左心房、左心室和室间隔前部，也分布于右心室的前面。

3. 血管

血管是指血液流过的一系列管道，遍布全身，按血管的构造功能不同，分为动脉、静脉和毛细血管 3 种。

血管具有丰富的弹性纤维和平滑肌，这使血管能被动地扩展和主动地收缩。动脉、静脉和毛细血管各有其结构特征。动脉与相应的静脉比有较厚的壁，大动脉的弹性纤维和平滑肌成分较多，随着动脉分支逐渐变细，壁中平滑肌所占的比例越来越大。毛细血管是血管系统中最小的血管，由一层细胞构成。血液与组织间的物质交换都经过毛细血管进行。

血管的收缩和舒张叫做血管运动,支配血管舒缩的神经称为血管运动神经。使血管收缩的神经称为血管收缩神经,简称缩血管神经,使血管舒张的神经称为血管舒张神经,简称舒血管神经。动静脉血管都有神经分布,其中以小动脉、微动脉和动静脉吻合支的神经分布最密,全部血管都有缩血管神经纤维,部分血管兼有收缩和舒张两种神经纤维。

缩血管神经属交感神经系统,由肾上腺素能纤维组成。各器官血管都有缩血管纤维,但其紧张性冲动的发放频率各有不同。副交感舒血管神经是主要的舒血管神经,舒血管纤维末梢释放的递质是乙酰胆碱,称为胆碱能纤维。交感舒血管神经支配骨骼肌血管的交感神经干中除缩血管纤维外,还有舒血管纤维。这种纤维的来源虽是交感神经,但却能使血管舒张,其递质也是乙酰胆碱,所以叫做胆碱能交感舒血管纤维。

4. 心血管疾病的危险因素

心血管疾病的危险因素如图2-1所示。

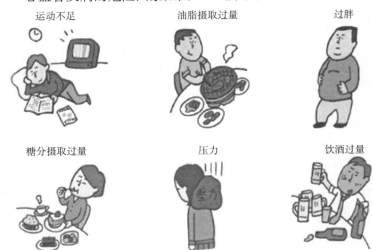

图2-1 心血管疾病的危险因素

第一节　高　血　压

一、高血压简述

高血压是持续血压过高的疾病。在未用抗高血压药情况下，收缩压≥139 mmHg 和（或）舒张压≥89 mmHg，即诊断为高血压；患者既往有高血压史，目前正在用抗高血压药，血压虽然低于140/90 mmHg，亦应该诊断为高血压。高血压分级如表 2 - 1 所示。

表 2 - 1　血压分级

类别	收缩压/mmHg		舒张压/mmHg
理想血压	<120	和	<80
正常血压	<130	和	<85
正常高值	130～139	或	85～89
一级高血压	140～159	或	90～99
二级高血压	160～179	或	100～109
三级高血压	≥180	或	≥110

二、高血压临床表现

早期多无症状，偶尔体检时发现血压增高，或在精神紧张，情绪激动或劳累后感头晕、头痛、眼花、耳鸣、失眠、乏力、注意力不集中等症状。

并发症

（1）脑部：头痛、头晕常见。多由于情绪激动、过度疲劳、气候变化或停用降压药而诱发。

（2）心脏表现：早期，心功能代偿，症状不明显，后期，心功能失代偿,发生心力衰竭。

(3)肾脏:肾小动脉硬化,肾功能减退时,可引起夜尿、多尿等;晚期出现肾衰竭。

(4)动脉改变:主动脉等大血管硬化、狭窄,可致冠心病等。

(5)眼底改变:视网膜动脉变细、硬化;严重者可致失明。

三、舒适护理指导

1. 急救护理

(1)出现头晕头痛时要及时卧床休息,抬高床头,改变体位时动作要慢。

(2)血压突然升高,伴有恶心、呕吐、剧烈头痛、心慌、尿频,甚至视物模糊,即已出现高血压脑病。家人要安慰患者不要紧张,卧床休息,并及时服用降压药,还可另服利尿剂、镇静剂等。

(3)高血压患者发病时,可能会发生脑血管意外,除头痛、呕吐外,甚至还会出现意识障碍或肢体瘫痪,此时要让患者平卧,头偏向一侧,保持头高位,不要轻易改变患者体位,并及时通知急救中心。

(4)患者在服药后出现心慌、出冷汗等直立性低血压症状时要及时将患者下肢抬高,以促进下肢血液回流。

2. 日常舒适护理

(1)住房环境安静、温暖、阳光充足、通风良好。

(2)保持平和的心态,学会控制情绪,切勿大喜大悲。

(3)适当运动,劳逸结合,避免劳累;从卧床姿势坐起时,速度要慢,待无不适症状时再缓慢下床。

(4)服用降压药的患者在服药最初的几个小时内避免长时间站立,避免用过热的水洗澡或蒸汽浴,更不宜大量饮酒。

(5)饮食清淡,多食粗纤维食物及水果;尽量不吃或少吃油腻及油炸食物。

（6）戒烟限酒、尽量不饮或少饮浓咖啡及浓茶。

（7）保持大便通畅，必要时可服用缓泻剂。

（8）老年人降压不能操之过急，血压宜控制在 140～159 mmHg 为宜，减少心脑血管并发症的发生。

（9）不需要严格禁止性生活。注意以下几种情况，不宜进行性生活：①餐后不要立即进行房事；②酒后应禁止性生活；③若有头晕，胸闷等不适，应停止性生活，并及时就医。

（10）定期监测血压，定期复诊。

四、舒适护理小贴士

1. 关于定期监测血压

家庭推荐使用的血压计有水银血压计和电子血压计两种。水银血压计是所有血压计中测量最为准确的一种。对有家属陪伴的患者，建议家属学习如何利用水银血压计为患者监测血压。电子血压计可以选用上臂式全自动血压计。

测量的注意事项如下：

（1）血压监测的频率：血压控制较好者以每日测量一次为宜，血压不稳定者一天测量三次，取三次测量值的平均值。

（2）血压测量要做到"四定"：定时间、定部位、定体位和定血压计，即在每天的固定时间以相同的体位在同一肢体上用同一个血压计测量血压，一般建议测量坐位或卧位时右侧肱动脉的血压。

（3）测量前 30 min 内没有运动、没有情绪波动、没有服降压药。因为运动、紧张等情绪会影响血压。

（4）测血压时，应将上肢的位置、血压计的位置和心脏处于同一水平；上肢衣袖不能过厚，一件贴身衣服的厚度可以接受；被测肢体要保持放松状态，不要握拳。

（5）若患者有肢体功能障碍，测血压时应选择无功能障碍的那侧肢体。

（6）袖带绑的位置应该在肘关节上方 1～2 cm，松紧以能伸进一个手指为宜。

（7）如发现血压听不清或异常时应休息片刻重复测量。

（8）血压计应该定期检查。

2. 关于饮食

（1）饮食要有节制。高血压患者多有肥胖，热量过剩，因此每餐可吃到八成饱，少量多餐，不饥不饱，不暴饮暴食。

（2）少吃甜食；避免摄入高脂肪、油腻的食物；蛋白质的摄入以优质蛋白质为主，如鱼类、瘦肉、豆类。

（3）高血压患者要增加维生素及纤维素的摄入，如各种水果及蔬菜。

（4）对老年患者来说还应补充充足的钙，既可以使血压保持稳定，又可以预防骨质疏松。豆类及豆制品是较好的选择。

（5）多吃些含钾丰富的食物。如油菜、菠菜、小白菜及西红柿等。吃含钾的食物不仅能保护心肌细胞，还能缓解吃钠太多引起的不良后果。但患者肾功能不好时，含钾食物的摄入要受到限制。

（6）尽量避免食用有刺激性的食品，如辛辣调味品；红茶中含咖啡因较多，因此，高血压患者尽量避免饮红茶水。

（7）食物烹饪的方法以水煮为最佳；饮食中需要食用油时宜选择植物油，如菜籽油、大豆油、玉米油。这些植物油可以预防高血压及脑血管的硬化或破裂。

（8）食盐的摄入量要进行控制，一般每日食盐的摄入量要控制在 6 g 以内。平常生活中可以通过"限盐勺"来帮助控制摄盐量;若没有"限盐勺"可以参考一啤酒瓶盖的盐量大概是 2 g 的办法控盐。

（9）严格来说,高血压患者要严格戒烟限酒。每日的饮酒量要限制在 50 ml 以内。

3. 关于运动

运动除了可以促进血液循环,降低胆固醇的生成外,并能增强肌肉、减少骨骼与关节僵硬的发生。运动能增加食欲,促进肠胃蠕动、预防便秘、改善睡眠。有氧运动同减肥一样可以降低血压,如散步、慢跑、打太极拳、骑自行车和游泳都是有氧运动。避免竞技性和力量性运动。

（1）运动频率一般每周 3～5 次,每次持续 30～60 min,运动强度以运动中的最大心率达到(170－年龄)次/分为宜。

（2）患者在运动过程中不要做动作过猛的低头弯腰,也不要做体位变化幅度过大及用力屏气的动作。

（3）老年人有多种疾病时,运动最好在医生的指导下进行,并且有专人陪护,以免发生意外。

（4）进行运动的注意事项:

① 勿过量或太强太累,要采取循序渐进的方式来增加活动量;

② 注意周围环境气候:夏天避免中午艳阳高照的时间;冬天要注意保暖,防止脑卒中(中风);

③ 穿着舒适吸汗的衣服:选棉质衣料,运动鞋等是必要的;

④ 选择安全场所:如公园、学校,勿在巷道、马路边;

⑤ 进行运动时,切勿空腹,以免发生低血糖,应在饭后 2 小时。

（5）运动的禁忌:

① 生病或不舒服时应停止运动。

② 饥饿时或饭后 1 小时不宜做运动。

③ 运动中不可立即停止，要遵守运动程序的步骤。

④ 运动中有任何不适现象，应即停止。

4. 关于用药

（1）高血压是一种终身性疾病，药物治疗也是长期性的，患者应该有长期服药的思想准备。

（2）高血压药物种类繁多，不能随意使用降压药，要在医生的指导下使用，且不能随意增减药物的剂量。

（3）自觉血压状态控制稳定后不可擅自停药，必须在医生的指导下进行。

五、高血压危险度分层

对高血压进行危险程度的分层，分为低危、中危、高危和极高危，分别表示 10 年内患者发生心脑血管事件的概率为＜15%、15%～20%、20%～30%和＞30%。患者和家属可以根据自身情况对自己的高血压程度做一划分，以明确自己的病情而更加配合治疗（见表 2-2）。

表 2-2 高血压危险度分级

其他危险因素和病史	血压水平/mmHg		
	1 级	2 级	3 级
Ⅰ. 无其他危险因素	低危	中危	高危
Ⅱ. 1～2 个危险因素	中危	中危	极高危
Ⅲ. 3 个及以上危险因素，或糖尿病，或靶器官损害者	高危	高危	极高危
Ⅳ. 并存临床情况	极高危	极高危	极高危

分层标准有 4 点：血压水平、心血管疾病危险因素、靶器官损

害及并存临床情况。

（1）用于分层的心血管疾病危险因素：

① 吸烟；

② 血胆固醇＞5.72 mmol/L；

③ 糖尿病；

④ 男性年龄＞55 岁；

⑤ 女性年龄＞65 岁；

⑥ 早发心血管疾病家族史（发病年龄女性年龄＜65 岁，男性年龄＜55 岁）。

（2）靶器官损害：

① 左心室肥厚；

② 蛋白尿、血肌酐轻度升高；

③ 动脉粥样硬化（颈、髂、股动脉或主动脉）；

④ 视网膜动脉狭窄。

（3）并存临床情况：

① 心脏疾病：心肌梗死、心绞痛、心力衰竭、冠状动脉血运重建术后；

② 脑血管疾病：脑出血、缺血性脑卒中、短暂性脑缺血发作；

③ 肾脏疾病：糖尿病肾病、血肌酐升高；

④ 血管疾病：主动脉夹层、外周血管疾病；

⑤ 重度高血压性视网膜病变：出血或渗出、视乳头盘水肿。

第二节　冠 心 病

冠心病，即冠状动脉粥样硬化性心脏病，指冠状动脉粥样硬化使血管腔狭窄或阻塞，或因冠状动脉痉挛等功能性改变导致心肌缺血、缺氧、坏死而引起的心脏病。其中发病最为常见的有心绞痛与心肌梗死。

冠心病多见于 40 岁以上的人群，男性发病率高于女性；对于伴有高血压、糖尿病、肥胖、吸烟、痛风、缺少体力劳动者，冠心病的发病率较高。

一、心绞痛

1. 心绞痛概述

稳定型心绞痛较为常见。它是在冠状动脉狭窄的基础上，由于心肌负荷增加，引起心肌急剧的、暂时的缺血缺氧的一种临床综合征。典型特点是心前区阵发性、压榨性疼痛，疼痛主要位于胸骨后部，可放射至心前区和左上肢内侧，常发生在劳力负荷增加时。疼痛症状一般持续数分钟，常在休息几分钟或服用硝酸甘油后缓解。

1）临床表现

心绞痛发作时，胸痛是最主要、最有特征性的临床表现。同时，患者多伴面色苍白、出冷汗、心率增快、血压增高等，心尖部听诊有时出现第四心音奔马律，也可闻及暂时性心尖部收缩期杂音。心绞痛发作时胸痛的主要特点如下。

（1）部位：主要在胸骨体中段或上段之后，可波及心前区，常放射至左肩、左臂前内侧直至小指与无名指。

（2）性质：压迫感、窒息感、烧灼感、闷胀感的剧烈疼痛，偶伴濒死感。

（3）持续时间：一般持续数分钟，偶有长达 15 分钟，或数小时至数天。

2）诱因

凡是引起心肌负荷增加的因素均可引起心绞痛的发作，如体力劳动、情绪激动、饱餐、寒冷、吸烟等。另外，一些疾病因素也可引起心绞痛的发作,如心肌炎、心动过速、休克、大手术后等。

2. 舒适护理指导

1) 急救护理

(1) 立即停止正在进行的活动,就地休息,可坐下或躺下,以减轻心脏负荷。

(2) 平复情绪,保持镇定。

(3) 随身携带硝酸甘油或硝酸异山梨酯(消心痛)的患者可立即舌下含服一片;若 3~5 分钟后疼痛没有缓解,可再次含服一片。但需注意,无论心绞痛是否缓解,或再次发作,都不宜连续含服 3 片以上。

(4) 使用亚硝酸异戊酯的患者可以立即以手帕包裹敲碎,盖于鼻部吸入。

(5) 疼痛仍不能缓解者及时拨打"120"急救电话以寻求医务人员的帮助。

(6) 解开衣领和扣子,保持呼吸通畅。

(7) 对于首次发作的患者,在疼痛症状缓解后应立即去医院进行检查。

2) 日常舒适护理

(1) 保持住房环境安静、温暖、阳光充足、通风良好。

(2) 合理安排作息,保证充足的睡眠。

(3) 保持平和的心态,学会控制情绪,切勿大喜大悲。

(4) 合理膳食:宜摄入低热量、低脂、低胆固醇、低盐饮食,多食蔬菜、水果和粗纤维食物。避免暴饮暴食,注意少量多餐。

(5) 合理运动:以有氧运动为主,避免竞赛类运动和屏气用力动作,并防止精神过度紧张和长时间工作。

(6) 保持大便通畅,养成定时排便的习惯。

(7) 戒烟。

（8）对于规律性发作的劳力性心绞痛，可进行预防用药，如于外出、就餐、排便等活动前含服硝酸甘油。

（9）指导患者正确用药，注意用药后的不良反应。

（10）避免诱发因素。

（11）随时携带硝酸甘油的患者，注意药物的保存及有效期，定时更换。

3. 护理小贴士

1）关于药物

（1）硝酸甘油要避光、密闭、阴凉处保存。药瓶开封后每 6 个月更换一次。

（2）一般硝酸甘油的有效期为 3 年，因此应定期检查所带药物是否过期。

（3）硝酸甘油片剂用于舌下含服，不可吞服。

（4）应使用能有效缓解急性心绞痛的最小剂量，过量可能导致耐受现象或剧烈头痛等不良反应。

（5）服用硝酸甘油时可能发生严重低血压，尤其是在直立位时。因此，患者在服药时应尽可能取坐位，以免因头晕而摔倒。

（6）若患者在服用硝酸甘油期间出现视力模糊或口干，应停药。

（7）2%硝酸甘油油膏或橡皮膏贴片用于胸前、上臂皮肤而缓慢吸收，可用于预防夜间心绞痛发作。

2）关于如何调节情绪

（1）调和喜怒，怡悦性情：怒气太过易形成疾病，尤其是怒发冲冠的情绪波动很容易诱发心绞痛、心肌梗死等症状。因此，冠心病患者应善于控制自己的情感，做到喜有度，怒有节，不为一事过喜，不为小事过怒，不恣意任性，纵情发作。当要勃然大怒或欣喜若狂时，可先做点别的事情，以便防止激烈情感的爆发。家人之间、邻里之间、同事之间应该和睦相处，尽量避免不愉快的冲突，一旦发生矛盾，应该心平气和地妥善解决，切忌针尖对麦芒，火上加油。如果遇到不顺心的事情，不要藏在心里生闷气，而应敞开胸怀向亲人、朋友倾诉，以减轻不愉快情绪，获得劝慰，使心情得以舒畅。

（2）减少思虑，清心寡欲：现代医学研究证实，长期从事脑力劳动、大脑高度紧张者的冠心病发病率比从事体力劳动的工人、农民高。因此，冠心病患者不要在微不足道的小事上苦思冥想，更不要在身外之物上多费心思。看书学习，思考问题，应当适度有节，劳逸结合，逐渐达到康复的目的。静心少欲，排除杂念，没有过多的贪欲，才能避免想入非非，减少思虑。

（3）消除忧愁，闲情逸致：冠心病患者由于受到疾病的困扰，身体又常有不舒服的感觉，故易陷入忧伤悲愁之中，常常闷闷不乐、忧郁寡欢、心中烦躁、胡思乱想等。这些不良情绪反过来也会促使冠心病的复发。因此，冠心病患者要善于养性排忧，树立正确的人生观，在疾病面前，要有坚强的意志，必胜的信心，乐观的情绪，顽强的斗争精神及压倒一切病魔的气概，这样才能笑口常开，摆脱忧伤感，使心情愉悦，安乐延年。发展兴趣爱好是消除忧愁的好办法。因此，冠心病患者可以寻求自己的喜好，自得其乐，在紧张的工作及生活中使精神获得寄托，这对促进患者的康复是颇有裨益的。

（4）节制悲哀，避免惊恐：有医学统计资料表明，悲哀过度的人病死率明显增高。因此，冠心病患者在遇到不幸的事情时应当节制悲哀，尽快地从痛苦中解脱出来，化悲痛为力量，以更加坚强的感情去应对生活中的不幸。而恐惧情绪会促使冠心病的产生或复发。因此，冠心病患者必须注意避免任何紧张的气氛，诸如电影中惊险的打斗和恐惧的场面，惊险小说等，先从根本上消除恐惧的来源。此外，还要加强自身道德修养，慈悲为怀，与人为善，严以律己，宽以待人，做一个忠诚、善良、正直、光明磊落的人，于人于己皆无愧，这样才能安然处事。

3）关于如何运动

（1）运动的前提：①血压和脉搏正常；②做好准备和放松活动；③心情舒畅；④运动中避免阳光直射和迎风锻炼；⑤切勿空腹运动，以免发生低血糖。

（2）锻炼时间：中午以后锻炼为好，因早晨和上午冠状动脉张力高，心绞痛、心肌梗死、猝死等常发生在早晨 5:00～中午 11:00；最适合冠心病患者的活动时间是晚上 7:00～9:00；如果有些人习惯清晨锻炼，在锻炼前最好空腹喝一大杯水。

（3）运动形式：以有氧运动为主，不进行竞技性体育活动。一般可选择散步、体操、慢跑、游泳、骑自行车等运动，这样可以增强心脑功能，增加冠状动脉血流和建立侧支循环。

（4）运动量：一般以活动时的最大心率达到（170－年龄）次/分为宜。

（5）选择安全场所：如公园、学校，勿在巷道、马路边运动。

（6）锻炼要循序渐进，持之以恒，切勿操之过急。

（7）餐前餐后不宜立即活动，原则上在餐后 2 小时以内不锻炼，运动后 1 小时内不进餐或饮浓茶。

（8）运动前要携带急救药盒。

（9）运动过程中出现任何不适，如心慌、头晕、胸痛等要立即停止运动。

二、心肌梗死

1. 心肌梗死简述

心肌梗死是由于各种原因导致冠状动脉血供急剧减少或中断，

使相应的心肌严重而持久缺血导致心肌坏死。本病多是在冠状动脉硬化的基础上,出现血管内粥样斑块破溃,继而出血形成血栓,使血管完全闭塞造成心肌的缺血坏死。临床上以持久的胸骨后剧烈疼痛为主要表现,是心绞痛的恶化表现。临床表现如下。

(1)先兆症状:在发病前数天有乏力、胸部不适,活动时心悸、气急、烦躁、心绞痛等症状。其中,以新发心绞痛或原有心绞痛加重最为突出,心绞痛发作较以往频繁、剧烈、长久,硝酸甘油效果差为其特点。

(2)临床症状:①疼痛:最为突出的症状,部位与心绞痛相似,但程度更剧烈,多伴有恐惧及濒死感,可持续数小时或数天,休息或服用硝酸甘油不缓解;②发热:一般为38℃左右;③恶心、呕吐、上腹饱胀等胃肠道症状;④心律失常:一般发生在发病后的1～2天,以室性心律失常最为常见;⑤低血压与休克:主要为心源性休克,为心肌广泛坏死,心输出量急剧下降所致;⑥心衰:主要为急性左心衰。

2. 舒适护理指导

1)急救护理

(1)当患者出现心肌梗死症状时应立即停下正在进行的活动,拨打"120"急救。

(2)在救护车到来之前就地休息,减少各种不良刺激,保持环境安静。

(3)调节患者情绪,给予心理支持,缓解其焦虑及恐惧情绪。

(4)有条件者可立即给予止痛处理,如给予地西泮(安定)、硝酸甘油等;吸氧。

(5)入院后尽量缩短就诊、检查、处置等候的时间,尽快进行抢救。

2）急性期护理

（1）休息：发病 12 小时内应绝对卧床休息，保持环境安静，减少探视，防止不良刺激。

（2）吸氧：最初 2～3 天内间断或持续地通过鼻管或面罩吸氧，2～5 L/min。

（3）心理护理：简明扼要地向患者及家属解释疾病过程与治疗配合，给予心理支持，鼓励患者战胜疾病的信心。将监护仪的报警声尽量调低，以免影响患者休息。

（4）病情监测：进行心电图、血压和呼吸的监测，必要时还要监测血流动力学变化 5～7 天。密切观察病情，为适时做出治疗措施提供客观的依据。

（5）饮食：起病后 4～12 小时内给予流质饮食，以减轻胃扩张。随后过渡到低脂低胆固醇饮食，少量多餐。进食不宜过饱，食物易消化、给予必需的热量和营养。

（6）保持大便通畅，大便时不宜用力，如便秘可使用缓泻剂。

（7）康复锻炼：急性期 24 小时内绝对卧床休息，若病情稳定无并发症，24 小时后患者可坐床边椅。患者可在医护人员的指导下进行腹式呼吸、关节的被动与主动运动；并尝试着自理部分生活活动。若无严重并发症，疾病发病后的 5～7 天，患者可在病房内行走、室外走廊散步、做医疗体操，在他人的帮助下如厕、洗澡。

（8）避免肢体血栓形成：疾病早期性下肢的主动或被动运动。

（9）注意观察有无并发症的发生。

3）康复期护理

（1）保持住房环境安静、温暖、阳光充足、通风良好。

（2）合理安排作息，保证充足的睡眠。

（3）保持平和的心态，学会控制情绪，切勿大喜大悲。正确面对自己的病情，树立战胜疾病的信心，积极应对生活中的困难。

（4）合理膳食：急性心肌梗死恢复期的患者均应采用低脂、低胆固醇、低盐饮食，多食蔬菜、水果和粗纤维食物。避免暴饮暴食，注意少量多餐。

（5）合理运动：以有氧运动为主，避免竞赛类运动和屏气用力动作，并防止精神过度紧张和长时间工作。

（6）保持大便通畅，养成定时排便的习惯。

（7）长期卧床者需经常进行下肢的主动及被动运动，以防发生下肢静脉血栓。

（8）戒烟。

（9）遵医嘱按时服药。出现胸痛频繁发作、程度较重时及时就医。

（10）定期复查。

3. 舒适护理小贴士

1）关于如何调节情绪

具体参见本章第二节"心绞痛"的护理小贴士。

2）关于如何进行康复锻炼

（1）急性期活动：可从床上运动逐渐过渡到床边运动、室内运动、室外运动。此阶段的康复锻炼应在医护人员的监测下进行。运动量以不引起任何不适为度，心率增加 10～20 次/分为正常反应；若运动时心率增加超过 20 次/分，或收缩压下降超过 15 mmHg，则应降低活动量。运动过程中若出现下列情况应减缓运动进程或停止运动：胸痛、心悸、气喘、头晕、恶心和呕吐等。

（2）患者出院后应继续进行康复锻炼，以促进冠状动脉侧支循环的形成，改善心肌功能。因此，医务人员应帮助患者建立坚持锻炼的信心。

（3）运动形式要根据患者的病情轻重、体质强弱及个人爱好来定。一般以有氧运动为主，包括步行、慢跑、打太极拳、骑自行车、游泳、做健美操等,每周 3～4 次,每次 30 分钟左右。避免剧烈运动、竞技性活动、长时间活动。

(4) 运动前后应有充分的热身运动,以免骤然活动引起肌肉痉挛,甚至诱发心绞痛。运动结束后也应进行慢跑或步行等恢复动作。

3) 关于饮食调养

急性期

(1) 起病后 1～3 天,以流质饮食为主,可给予少量菜水、去油过滤肉汤、红枣泥汤、稀粥、米汤、果汁、藕粉、口服补液等。凡胀气、刺激性溶液不宜进取,如豆浆、牛奶、浓茶、咖啡等。少量多餐,5～6 次/天,总补液量 1 000～1 500 ml/d。

(2) 避免过冷过热,以免引起心律失常。

(3) 低盐饮食,尤其是合并心衰的患者。

(4) 对于胃肠道功能受损者,根据需要给以胃肠外营养。

缓解期:

(1) 随着病情的好转,在发病后的 4 天至 4 周内可逐步将饮食过渡为半流质。

(2) 饮食清淡,如麦片、瘦肉、鱼肉、蔬菜、水果;少量多餐。

(3) 3～4 周后,饮食的量可适当增加,但应避免饱餐,以防心肌梗死再发作。

恢复期

(1) 发病 4 周后,病情相对稳定,可以给予普通饮食。此阶段应注意蛋白质和维生素的补充,因其有利于病损部位的修复。患者可多食乳类蛋白、瘦肉、鱼类、蔬菜、水果,尤其是绿叶蔬菜和水果是富含维生素 C 的食物,应经常摄入。

(2) 增加纤维素的摄入,以保持大便通畅。

(3) 为防止复发,患者的饮食原则应包括维持理想体重,避免饱餐,控制脂肪及胆固醇的摄入。

(4)对伴有高血压或心衰的患者,要限制钠盐的摄入,成人以 6 g/d 为宜,及每天的食盐为一塑料瓶盖的量。

(5)因镁对缺血性心肌病有良好的保护作用,因此,患者每日可增加镁的摄入,食物来源主要有有色蔬菜、小米、面粉、肉等。

4) 警惕不典型的发病表现

有时心绞痛或心肌梗死的症状很不典型,如有的患者可出现放射性牙痛,也有的心肌梗死先发生胃痛。遇到这种情况,务必提高警惕,凡有冠心病病史的患者,均不可忽视,应尽早就医诊治。

第三节　心力衰竭

一、心力衰竭简介

心力衰竭(心衰)是一种渐进性疾病,是由于心脏不能搏出同静脉回流及身体组织代谢所需相称的血液供应而引起的一系列症状和体征。心衰往往是由各种疾病引起心肌收缩能力减弱,从而使心脏的血液输出量减少,不足以满足机体的需要。其主要临床表现是呼吸困难、疲乏和水肿。根据发生的部位可分为左心衰竭、右心衰竭和全心衰竭。按照疾病发展的速度可以分为急性心衰和慢性心衰。

临床表现

1. 左心衰竭

(1)程度不同的呼吸困难是左心衰竭最主要的症状,随着疾病的恶化,呼吸困难的程度逐渐由劳力性呼吸困难发展为夜间阵发性呼吸困难,最后发展为端坐呼吸。

(2)咳嗽,咳痰和咯血:痰液常为白色泡沫状,重者呈粉红色泡沫样。

（3）乏力、疲倦、头昏、心慌、少尿等症状，主要是由于心输出量降低所致。

2. 右心衰竭

（1）消化道症状如腹胀、纳差、恶心、呕吐等是右心衰竭最常见的症状。

（2）劳力性呼吸困难。

（3）水肿：水肿的特点是首先出现在身体最低垂的部位，为对称性凹陷性水肿。

（4）颈静脉怒张，尤其是肝颈静脉反流征阳性是右心衰竭最具特征性的体征。

3. 急性左心衰

表现为急性肺水肿或心源性休克。多由于心脏收缩力突然严重减弱所致，是常见的临床危急重症之一。其临床表现为突发严重呼吸困难，端坐呼吸，咳粉红色泡沫样痰，患者面色灰白，发绀，大汗。听诊两肺满布湿啰音和哮鸣音。

心功能分级

心功能可根据患者的临床表现分级，用以判断心力衰竭的严重程度，目前最常采用纽约心脏病协会（NYHA）分级方法（见表2-3）。

表2-3　心功能分级（NYHA，1928）

心功能分级	
Ⅰ级	患者有心脏病,但体力活动不受限。一般体力活动不引起过度疲劳,心悸,气喘或心绞痛
Ⅱ级	患者有心脏病,以至体力活动轻度受限。休息时无症状,一般体力活动引起过度疲劳,心悸,气喘或心绞痛

（续表）

心功能分级	
Ⅲ级	患者有心脏病,以至体力活动明显受限。休息时无症状,但小于一般体力活动即引起过度疲劳,心悸,气喘或心绞痛
Ⅳ级	患者有心脏病,以至不能进行任何体力活动,甚至休息时也有心功能不全或心绞痛症状,进行任何体力活动均使不适加重

二、舒适护理指导

1. 急救护理

（1）若患者突觉严重呼吸困难,剧烈咳嗽,应立即停止正在进行的活动,取坐位,双腿下垂,以减少静脉回流,减轻心脏负荷。

（2）立即拨打"120"急救电话。

（3）保持镇定,恐惧或烦躁会加剧病情变化。

（4）家属协助解开患者的衣领、腰带,使患者呼吸通畅。有条件者立即给予氧气吸入,给予 6～8 L/mim,湿化瓶内加入 50% 的酒精,有助于消除肺泡内的泡沫。

（5）入院后立即给予镇静、脱水、利尿、扩张支气管、吸氧等抢救处理。

（6）保证病房环境安静、整洁,减少各种噪声的刺激。

（7）抢救程序有条不紊,忙而不乱,各项操作集中进行。

（8）满足患者的日常生活需求,提供日常生活护理。

（9）给予患者及家属一定的心理支持,不在患者面前讨论病情,与家属保持密切联系,提供情感支持。

（10）严密监测患者的意识、精神状态、血压、呼吸、脉搏、血氧饱和度、心率等,如有异常及时报告医生。

2. 日常护理

（1）住房环境安静、舒适整洁、通风良好。

（2）长时间低流量吸氧，改善机体缺氧状况。

（3）采取舒适体位，一般患者采取高枕位睡眠；较重者采取半卧位或坐位。

（4）预防感染：注意预防感冒，防止受凉，根据气温变化随时增减衣服，出汗后注意保暖。冬春季外出最好戴口罩，尽量不去人口密集的场所。

（5）平时根据心功能情况适当参加体育锻炼，可以改善慢性心衰的症状.可以降低神经体液的活性，减慢心室重塑，减缓心力衰竭的进程。

（6）避免过度劳累：休息是减轻心脏负荷的重要方法，包括体力的休息和精神的放松，休息方式和时间根据患者的心功能而定。

（7）对长期卧床休息患者，应鼓励其经常变换体位，在床上常做呼吸运动和下肢被动和主动性活动，以避免压疮、肺部感染、下肢深静脉血栓形成及肌肉萎缩等并发症的发生，待病情缓解后循序渐进增加活动量，以不引起呼吸困难和疲乏感为度。

（8）饮食指导：合理调节饮食，荤素合理搭配。饮食原则为低钠、低热量、清淡易消化、足量维生素、无机盐、适量脂肪、禁烟酒、少食多餐，防止饱餐诱发或加重心衰。

（9）服药指导：合理用药，注意用药后的注意事项，以免引起患者不必要的惊慌。

（10）排便指导：不要用力排便，如自行排便困难时，可辅以药物帮助排便，必要时给予低压灌肠，以免引起心力衰竭。

（11）心理指导：帮助患者分析病情，让患者意识到自我潜在能力，树立战胜疾病的信心，以客观资料为依据，通过药物治疗，病情一定能好转或控制,使患者得到心理支持。

（12）定期复查。

三、舒适护理小贴士

1. 关于如何进行康复锻炼

通过有氧运动可改善心血管功能。因此,在患者病情稳定,心衰基本控制后指导患者在床上做被动、主动运动,随后下床练习站立,进行走步、散步、踏车上下楼梯等运动。运动时需有人监护,循序渐进地进行。根据患者的心功能分级不同,应采用不同的运动锻炼方式。

（1）心功能Ⅰ级的患者可以进行一般的体力活动,如慢跑、骑自行车、游泳等,但应避免重体力劳动。

（2）心功能Ⅱ级的患者应充分休息,可增加午睡时间和夜眠时间,有利于下肢水肿的消退;在活动方面以步行、打太极拳为宜,日常自理活动课自行完成,偶尔也可进行上下楼梯等活动。

（3）心功能Ⅲ级的患者应以卧床休息为主,并抬高床头,允许患者缓慢下床进行排尿、排便活动,也可在室内行走,但应该在家属或其他照顾者的监护下进行;日常自理活动可在照顾者的协助下完成。

（4）心功能Ⅳ级的患者应绝对卧床休息,自理活动由他人协助,同时还应协助患者进行下肢的被动及主动运动,防止下肢深静脉血栓的形成。但在心功能恢复后应尽早活动,以防止长期卧床导致肌肉萎缩、消化功能减弱。

（5）运动时以不出现心悸、呼吸困难、胸痛、头晕、疲劳等不适为宜。

（6）患者锻炼时应注意安全,若有不适应立即停止运动,并及时入院治疗。

2. 关于如何提高睡眠质量

冠心病患者大多为老年人,大多数老年人因为生理因素及疾病影响多伴有睡眠障碍,如失眠、早醒、多梦等,也有的老年人白天易打瞌睡,而晚间则不易入睡。因此,针对这一问题,护理人员应充分重视。

(1)老年人可以积极参与社会公益活动,以新的生活内容充实退休后的生活,发展新的社交活动,丰富业余生活。

(2)睡姿尤以右侧卧位为好,能避免心脏受压;右侧卧位过久,可调换为仰卧位。舒展上下肢,将躯干伸直,勿将手压在胸部,不宜抱头枕肘,双下肢避免交叉或弯曲,保持气血通畅,呼吸自然平和。

(3)避免睡前兴奋,因此睡前不要做过强的活动,不宜看紧张的电视节目和电影,勿饮浓茶或咖啡。

(4)睡前勿进食,睡前进食会使横膈肌向上抬,易引起多梦、说梦话、发梦魇,应极力避免。

(5)睡前进行放松活动,如适当散步、热水泡脚、按摩足下、听舒缓的音乐等。

(6)睡前少饮水,先小便,避免膀胱充盈,增加排便次数。

(7)调整卧室环境:睡前关灯,停止噪声干扰,室内温度不宜过高或过低。

(8)调节睡眠时间:睡眠时间一般是根据自己的体质、生活习惯自行调节,一般60～70岁睡7～8小时为宜,70～80岁睡6～7小时为宜,80岁以上睡6小时即可(包括午间休息1小时左右)。

3. 关于用药

心衰患者服用的药物种类多,如卡托普利、地高辛、硝普钠等,这些药物在发挥治疗效果的同时也有着不容忽视的不良反应,因此,患者应了解每种药物的不良反应,以便及时发现。

（1）氢氯噻嗪:为利尿剂,能够改善患者的水肿情况。其不良反应以水、电解质紊乱较常见,具体表现为口干、恶心、呕吐和极度疲乏无力、肌肉痉挛、肌痛、腱反射消失等。其次可致糖耐量降低,出现血糖、尿糖升高,使糖尿病患者病情加重。另外,长期使用该药可致血胆固醇、甘油三酯、低密度脂蛋白和极低密度脂蛋白水平升高,高密度脂蛋白降低,有促进动脉粥样硬化的可能。老年人使用该药时还常会出现直立性低血压,发生头晕。

（2）呋塞米:为利尿剂,能够改善患者的水肿情况。呋塞米最主要的不良反应为水、电解质紊乱;有一定的肝、肾毒性,长期使用该药会逐步损伤肾脏功能,造成急性肾衰竭。另外,该药偶可引起眼、耳中毒反应,如青光眼、眩晕、失聪,有时是不可逆的。出现这些症状时应及时停药。

（3）螺内酯:常见的不良反应有:①高钾血症,最为常见,尤其是单独用药、进食高钾饮食、与钾剂或含钾药物如青霉素钾等以及存在肾功能损害、少尿、无尿时;且常以心律失常为首发表现,故用药期间必须密切随访血钾和心电图;②胃肠道反应,如恶心、呕吐、胃痉挛和腹泻。

（4）卡托普利:为血管紧张素转换酶抑制剂（ACEI）,能够抑制慢性心衰患者肾素-血管紧张素系统,达到维护心肌功能的目的。其不良反应有:①低血压引起的昏厥、头痛、眩晕等;②心悸、轻度心率增高等。③胃肠道:味觉障碍、恶心、呕吐、腹泻、腹痛、便秘等。④肾脏:肾功能损害、肾病综合征、肾小球肾炎等。

（5）硝普钠:为动、静脉血管扩张剂,该药见光易分解,应避光保存。该药的主要毒性反应来自其代谢产物氰化物和硫氰酸盐,可发生中毒,表现为视力模糊、谵妄、眩晕、头痛、意识丧失、恶心、呕吐、耳鸣等;严重过量可致昏迷、死亡。该药致血压下降过快过剧时,出现眩晕、大汗、头痛、肌肉颤搐、神经紧张或焦虑、烦躁等。

（6）洋地黄类：广泛用于治疗心脏病。能有效地加强心肌收缩力,减慢心率,抑制心脏传导。常见的不良反应为各类心律失常,其次为恶心、呕吐、下腹痛、异常的无力、软弱；视力模糊或"色视",如黄视、绿视、腹泻、中枢神经系统反应如精神抑郁或错乱。罕见的反应包括：嗜睡、头痛及皮疹、荨麻疹(过敏反应)。若患者发生中毒反应,应立即停药。每次用药前需数脉搏,若脉搏少于60次/分钟或节律不规则应暂停服药。

第四节　心脏瓣膜病

一、心脏瓣膜病简介

心脏瓣膜病是指心脏的各个瓣膜(二尖瓣、三尖瓣、主动脉瓣和肺动脉瓣)因风湿热、黏液变性、退行性改变、先天性畸形、缺血性坏死、感染或创伤等出现了功能或结构上的病变,影响血流的运动,从而造成心脏功能异常,最终导致心功能衰竭的一种疾病。心脏瓣膜病最主要的病因是风湿热,最易累积的瓣膜是二尖瓣,其次为主动脉瓣。

主要病变形式

1. 二尖瓣狭窄

二尖瓣狭窄的病理解剖改变可表现为瓣膜交界处粘连、瓣叶游离缘粘连等,因此导致了二尖瓣开放受限,瓣口面积减少(见表)。由此引发的后果是心输出量减少及左房压增高,由于左房压和肺静脉压升高,引起肺小动脉反应性收缩,最终导致肺小动脉硬化,肺动脉压力增高而引发右心衰竭。二尖瓣狭窄程度分级如表 2-4 所示。

表 2-4 二尖瓣狭窄程度分级

二尖瓣开口面积（cm²）	4~6	1.5~2	1~1.5	<1
二尖瓣狭窄程度	正常	轻度狭窄	中度狭窄	重度狭窄

2. 二尖瓣关闭不全

常与二尖瓣狭窄同时存在，通常是由于反复风湿性炎症后所遗留的二尖瓣瓣膜损害，使瓣膜发生僵硬、变形、瓣缘卷缩，瓣口连接处发生融合及缩短，同时伴腱索、乳头肌的缩短，造成二尖瓣的闭合不全，从而引起血流动力学的一系列改变。二尖瓣关闭不全时一般首先引起左心室代偿肥大，在代偿期可维持正常心搏量多年，但持续严重的过度负荷，最终将导致左心室功能衰竭。

3. 主动脉瓣狭窄

正常主动脉瓣口面积应≥3 cm²，瓣口面积≤1 cm² 可认为主动脉瓣狭窄。主要是由于风湿性炎症导致瓣膜交界处粘连融合，瓣叶纤维化、挛缩畸形等引起狭窄，通常会同时伴有主动脉瓣关闭不全或二尖瓣狭窄。主动脉瓣出现狭窄后使左心室射血阻力增加，左心室向心性肥厚，最终因心肌缺血和纤维化等导致左心衰竭。

4. 主动脉瓣关闭不全

约 2/3 的主动脉瓣关闭不全为风湿性心脏病所致，主动脉瓣瓣叶的纤维化、增厚、挛缩等可造成关闭不全。主动脉瓣关闭不全时会出现主动脉反流现象，引起左心室舒张末容量增加，使每搏血容量和主动脉收缩压增加，而有效每搏血容量和舒张压降低，并最终引起心肌缺血缺氧，直至发生左心衰竭。

临床表现

1. 二尖瓣狭窄

（1）呼吸困难：是最常见的早期症状。早期仅在重度体力劳动或剧烈运动时出现，稍事休息可以缓解；随着二尖瓣狭窄程度加重,以后日常生活甚至静息时也感气促,常有夜间阵发性呼吸困难发作,甚至不能平卧,需端坐呼吸。呼吸困难常因感染,情绪激动和心房颤动而加剧。

(2)咯血:多见于中、重度二尖瓣狭窄患者,一般为血性痰,但重度二尖瓣狭窄的患者可见呕大量鲜血。

(3)咳嗽:冬季明显,多为干咳,多见于夜间或劳动后,系静脉回流增加,加重肺淤血引起咳嗽反射;有时由于明显扩大的左心房压迫左支气管引起刺激性干咳。

(4)声音嘶哑:少见。见于左心房明显扩大时,由于支气管淋巴结肿大和肺动脉扩张压迫左侧喉返神经所致。

(5)重度二尖瓣狭窄患者常有"二尖瓣面容",即两颧及口唇紫红。

(6)栓塞:由于左心房壁钙化,并发心房颤动时左心耳及左心房内易形成附壁血栓,易引起体循环栓塞。其中以脑动脉栓塞最常见。

(7)其他:疲乏无力、吞咽困难等。

2. 二尖瓣关闭不全

轻度二尖瓣关闭不全可无明显症状,随病情发展首先出现疲乏无力等心输出量减少引发的症状,最后可出现肺淤血引发的呼吸困难等症状。

3. 主动脉瓣狭窄

动脉血供不足所产生的呼吸困难、心绞痛和晕厥被称为典型主动脉瓣狭窄的三联症。主动脉瓣第一听诊区出现的粗糙而响亮的吹风样收缩期杂音是主动脉瓣狭窄的典型体征。

4. 主动脉瓣关闭不全

最先出现的症状为与心搏量增多有关的心悸、心前区不适、头部动脉强烈搏动感等,晚期可出现左心室衰竭的表现。心尖搏动呈抬举性搏动是主动脉瓣关闭不全的一个典型体征。

二、舒适护理指导

1. 急救护理

（1）出现严重呼吸困难、心绞痛、明显心悸等症状时应立即停止正在进行的活动，就地休息，并尽快卧床休息。呼吸困难的患者应保持下肢下垂，减轻肺水肿。

（2）不要慌张，保持镇定，及时寻求他人的帮助，并及时入院治疗。

（3）尽快在他人的帮助下解开衣领、腰带等，以使呼吸通畅。有条件者应及时给予氧气吸入。

2. 日常舒适护理

（1）帮助患者树立信心，做好长期与疾病做斗争以控制病情进展的思想准备。

（2）住房环境宽敞明亮、温暖、干燥、阳光充足、通风良好。

（3）作息规律，保持充足的睡眠与休息时间。

（4）注意防寒保暖，避免感冒，避免与上呼吸道感染、咽炎患者接触，一旦发生感染应立即用药治疗。在拔牙、内镜检查、导尿术、分娩、人工流产等手术操作前应告诉医生自己有风湿性心脏病病史，以便预防性使用抗生素。

（5）育龄妇女要根据心功能情况在医师指导下选择好妊娠与分娩时机，指导病情较重者做好不能妊娠的思想准备。

（6）适当锻炼，延缓心脏功能减退；但要避免过度劳累。

（7）避免重体力劳动，或情绪激动。

（8）补充营养，增强机体免疫力；饮食合理，勿暴饮暴食。

（9）坚持按医嘱用药，不随意改变药物及药物的量。

（10）保持大便通畅，不要用力排便，如自行排便困难时，不要

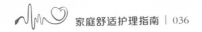

用力以免引起心绞痛或其他症状,可辅以药物帮助排便,必要时可给予低压灌肠。

三、舒适护理小贴士

1. 关于饮食

(1) 饮食清淡,避免辛辣刺激性饮食。

(2) 使用华法林的患者应适当减少摄入富含维生素 K 的食物,如豆类、胡萝卜、西红柿、西兰花、青椒、大蒜、生姜、花菜、绿叶蔬菜(菠菜、油菜、紫花苜蓿、生菜、包心菜)及梨、苹果、桃、橘子等,每日摄入的量应稳定。

(3) 心功能欠佳的患者应严格控制食盐的用量,对各种用盐腌制的食品量也应严格限制,以免因为饮食而造成体内水钠潴留,加重心脏的负担,造成心力衰竭等严重后果。

(4) 低脂饮食,因高脂肪饮食摄入后不易消化,会增加心脏负担,导致心律失常。

(5) 心脏瓣膜病患者多由风湿热引起,当患者一次喝大量的水、茶、汤、果子汁、汽水或其他饮料时,会迅速增加血容量,进而增加心脏负担。因此在饮食中进食饮料不要太多,要注意风湿性心脏病饮食最好一次不超过 500 ml。需要多喝水时,分成几次喝,每次少一点,相隔时间长一些。

(6) 戒除烟酒、浓茶和咖啡。

2. 关于手术患者的健康指导

瓣膜置换术或瓣膜成形术是心脏瓣膜疾病患者的主要治疗方法,因此护理人员应为需手术治疗的患者提供相应的术前及术后护理指导。

1) 术前

(1) 术前心理护理:术前对患者和家属进行心理疏导,使他们了解自身疾病状况、手术治疗的方法,最大限度地消除他们的顾虑,建立起战胜疾病的坚强信念。

① 与患者沟通,鼓励其说出心理感受,并帮助其适应角色转换;

② 向患者及家属介绍手术的必要性,手术基本过程和风险,以及以往成功的手术例数,取得患者及家属的理解和合作,增强战胜疾病的信心;

③ 请手术后恢复的患者现身说法,互相交流内心感受,消除患者顾虑;

④ 指导患者正确使用减轻焦虑的方法:深呼吸、肌肉放松、听音乐及与他人交流等。

(2)控制感染:感染性心内膜炎者一般用抗生素治疗 4~8 周后手术,若感染控制不佳,出现进行性心力衰竭,尤其是主动脉心内膜炎合并心力衰竭时应采取紧急手术治疗",同时要注意保持口腔、皮肤的清洁卫生,预防呼吸道感染,减少探视。

(3)术前给予患者有效咳嗽、咳痰的方法:嘱患者深吸气后张口并使声门开放,用力向外喷射气体,同时发"呵"的声音,或连续轻咳,逐渐将痰液运至咽喉部,再用力咳出。护士先示范,然后看着患者做,直到患者掌握正确的方法,要督促患者每日做深呼吸运动及腹式呼吸训练,直至手术。

(4)术前对患者给予一定的营养支持,增加患者蛋白质、碳水化合物以及维生素、微量元素的摄入,可帮助患者应对手术强烈的刺激,保障患者能够在术后尽快恢复。

(5)术前对患者进行全面的评估,评估其在术后发生并发症的危险性,依此对患者进行重点的观察和相应的护理,积极预防并发症的发生,并可个性化地为患者开展相应的健康教育服务。

2）术后

（1）心理护理：术后患者由于疼痛及陌生的环境极易引起焦虑、紧张、恐惧心理，护士应主动采取措施，给予患者更多的关心和爱护，解除患者心理负担，症状重的配合药物治疗。

（2）疼痛护理：护理人员应重视疼痛护理，评估疼痛的性质、程度、持续时间等，制订个体的镇痛方案。

① 协助患者取半卧位：减低切口张力，经常变换体位；

② 教会患者咳嗽时用手按压伤口：减轻因咳嗽震动引起切口的疼痛；

③ 建立良好的护患关系：多沟通，分散患者注意力减轻疼痛；

④ 培养患者积极情绪：增强患者战胜疾病的信心及对疼痛的耐受力；

⑤ 保持病室清洁、安静：减少不良情绪刺激；

⑥ 止痛剂应用：必要时遵医嘱给予止痛剂。

（3）呼吸道护理：由于手术时麻醉插管刺激及心功能的影响，患者术后均会出现不同程度咳嗽、咳痰，术后早期害怕伤口疼痛不敢咳嗽或咳嗽无力，不能自行有效地排除呼吸道分泌物，极易引起肺部感染或肺不张而造成低氧血症，对患者手术后恢复不利。故应采取有效措施。

① 遵医嘱给予雾化吸入，稀释痰液利于排痰；

② 叩背排痰：雾化吸入后扶患者坐起，鼓励患者运用已掌握的有效咳痰方法自行咳痰，可一手协助患者按住胸部伤口，防止过度震动引起伤口疼痛，另一手稍弯曲，空心，轻叩患者背部，自下而上，自外向脊柱侧轻叩背部，震动分泌物以利排出；

③ 早期活动：在病情许可情况下，协助患者从自行坐起到早期下床活动，防止分泌物淤积。

（4）引流管护理：

① 应妥善固定，防止撞击、扭曲及受压和脱出，术后每小时以离心方向挤压引流管，以防血块阻塞，引流不畅，导致心包填塞及胸腔积液的发生；

② 观察伤口敷料有无渗出及引流液的颜色、性质、量及有无血凝块等，如引流量连续 3 个小时均＞200 ml/h 且量不减少，颜色鲜红，及时告知医生；

③ 24 小时引流量＜100 ml，颜色变淡，可考虑拔除引流管；

④ 引流管大多在术后 24～72 小时拔除，督促患者尽早下床活动。

（5）饮食指导：由于术前、术后的禁食，术中、术后失血，术后食欲不振等，患者易出现营养摄入受限。因此，在患者拔除气管插管后，应鼓励其少量多餐，多进食富含蛋白质、维生素的食物，以满足机体代谢的需要，增强机体对抗感染的防御机制及促进伤后组织的恢复。

（6）活动指导：早期康复训练可加速血液循环，促进消化功能恢复，防止下肢静脉血栓、肺不张和坠积性肺炎的发生。

① 患者回到普通病房即鼓励患者在床上做肢体抬高和屈伸活动，若病情许可下床活动；

② 逐渐增加活动量，运动强度、持续时间及频率应根据心功能状况而定，以自我能耐受无头晕、心慌、气短、胸痛为宜。

③ 胸骨愈合需 2 至 3 个月，在恢复过程中，避免胸骨受到较大的牵拉，不能举重物、抱小孩、拉沉重的物品、移动家具等。

（7）术后并发症观察：

① 心律失常：术后需持续监测患者心率及心律的变化，一旦发现心律失常时，迅速查找并纠正诱因；

② 循环功能监测：术后监测患者血压、心率、心律、尿量及肢

体温度和颜色的变化；

③ 肺功能监测：严密观察患者呼吸节律和频率，观察血氧饱和度的变化；

④ 肾功能监测：术后注意观察患者尿量、尿色和中心静脉压（CVP）的变化；

⑤ 神经系统的监测：术后注意观察患者神志、瞳孔、对光反射及肢体活动情况。

第五节　心律失常

一、心律失常简介

正常心脏搏动起源于窦房结，频率为 60～100 次/分，节律规则，搏动强度正常。若心脏搏动起源部位、传导速度、频率、节律出现异常，则称为心律失常。

常见心律失常的类型有窦性心动过速、房颤、室上性心动过速、室性期前收缩、室性心动过速、房室传导阻滞、室颤。

临床表现

（1）窦性心动过速心脏搏动频率＞100 次/分，一般为 100～150 次/分，节律正常。健康人在吸烟、运动、情绪激动时可出现窦性心动过速，甲亢、贫血等的患者多会发生。

（2）房颤是一种十分常见的心律失常，随年龄增长发生率逐渐增加。房颤发作时患者多有心悸、胸闷等症状，若心室率不快则患者症状较轻；房颤易并发体循环栓塞。

（3）室上性心动过速阵发性室上性心动过速大部分由折返机制引起。疾病发作时患者常有心悸、胸闷、头晕，症状轻重取决于心室率快慢及持续时间。心动过速的发生突发突止，心率一般可达 150～250 次/分,心律绝对规则。

（4）室性期前收缩即早搏,是最常见的异位心律失常。正常人与各种心脏病患者均可发生,一些诱发因素如药物中毒、过量烟酒可引发早搏。发病时患者可感到心悸、失重感或心脏搏动增强,症状的轻重与早搏的发作频度不直接相关。

（5）室性心动过速常发生于冠心病患者,与室上性心动过速相似,但发病时的症状更严重。非持续性发作时患者通常无明显不适;持续性发作时患者可表现为气促、少尿、低血压、晕厥、心绞痛等。

（6）房室传导阻滞按阻滞的严重程度可将房室传导阻滞分为三度,第一度传导阻滞的传导时间延长,全部冲动仍能传导,患者通常无症状。第二度传导阻滞分为两型,Ⅰ型表现为传导时间进行性延长,直至一次冲动不能传导;Ⅱ型表现为间歇出现的传导阻滞。第三度则表现为全部冲动不能被传导。二度与三度房室传导阻滞患者的临床症状取决于心室率的快慢,患者可表现为疲乏、头痛、头晕、晕厥等;严重脑缺血时患者可出现暂时性意识丧失。

（7）室颤是一种致命性心律失常。发病时患者意识丧失、抽搐、呼吸停止甚至死亡。

二、舒适护理指导

1. 急救护理

（1）胸闷、心悸、头晕发作时应立即停止正在进行的活动,选择就地休息或卧床休息,宜采取高枕卧位、半卧位或其他舒适体位,尽量避免左侧卧位,因左侧卧位时患者常能感觉到心脏的搏动而使不适感加重。

（2）立即解开衣领、腰带,保持呼吸通畅,有条件者给予氧气吸入。

（3）保持镇静，家属给予安慰支持。

（4）若休息片刻后症状不缓解则应立即入院治疗。

（5）首次发作及频繁发作者应在症状缓解后立即入院检查，以便发现病情的进一步变化。

（6）对当前病情把握不准时也应及时入院检查并治疗。

（7）发生室颤、意识丧失等严重情况时应立即入院抢救。此时，家属应保持镇定，并试着呼叫患者姓名，解开患者衣领，保持房间内空气流通，将患者附近的家具等设施移开，保证患者附近空间足够，以便抢救人员到来时可以立即施救。

2. 日常舒适护理

（1）住宅环境安静，避免噪声刺激。

（2）保证充足的睡眠及休息时间，注意劳逸结合、生活规律。

（3）保持心情舒畅，保持乐观的情绪，避免出现喜怒忧思等精神刺激。

（4）医护人员应告知患者疾病的相关情况，要善于做患者的思想工作，使之配合治疗，利于患者的康复。

（5）坚持按医嘱用药，不可自行减量、停药或擅自改用其他药物，注意监测药物的不良反应，发现异常时及时就诊。

（6）戒烟酒，避免摄入刺激性食物，如咖啡、浓茶，避免饱餐。

（7）避免感染，冬季外出时注意保暖，不去人员密集的场所，防止上呼吸道感染诱发心力衰竭。

（8）多食含有纤维素丰富的食物，以保持大便通畅，避免用力排便；心动过缓患者避免排便时屏气，以免兴奋迷走神经而加重心动过缓。

（9）病情控制较好时可适当外出活动锻炼，有头晕、晕厥发作或曾有跌倒病史者应避免单独外出，防止意外。

（10）适当活动可以延缓心功能恶化，活动的量、频率及持续时间应根据患者的具体情况与医生沟通确定。一般比较适宜的运动方式为有氧运动，如散步、游泳、打太极拳等，避免剧烈活动及竞技性运动。运动过程中注意监测有无不舒适症状，一旦有若发生头晕、黑矇等先兆时立即平卧，以免跌伤。

（11）患者应学会自测脉搏的方法，利于在家监测病情。

（12）对反复发生严重心律失常，危及生命者，教会患者家属心肺复苏术以备应急。

三、舒适护理小贴士

1. 关于药物

各种抗心律失常药物往往具有严重的不良反应，因此，护理人员应详细告知患者各药物的常见不良反应，一方面可以缓解患者出现不良反应时的焦虑情绪，另一方面可以使患者自己监测是否发生药物不良反应，以便及时停药。患者发生药物不良反应时要及时告知医师，并在医生的指导下进行服药或停药。

（1）奎尼丁口服适用于房性早搏、心房颤动、阵发性室上性心动过速，预激综合征合并室上性心律失常，室性早搏等的治疗。其不良反应有：①胃肠道反应：很常见，主要有畏食、恶心、呕吐、腹痛、腹泻；②视听觉障碍、畏光、复视、色觉障碍、瞳孔散大、暗点及夜盲、意识模糊等；③心脏方面：窦性停搏、房室传导阻滞、晕厥、低血压等；④各种皮疹、皮肤瘙痒、发热等；⑤血液系统：血小板减少、贫血等。

（2）普鲁卡因胺是一种抗心律失常药，适用于阵发性心动过速、频发早搏（对室性早搏疗效较好）、心房颤动和心房扑动。其主要不良反应有：①胃肠道反应：较少，一般为厌食、恶心、呕吐；②头晕、头痛等；③可引起发热、粒细胞计数减少、血小板计数减少。

（3）利多卡因是快速室性心律失常药物,是急性心肌梗死的室性早搏、室性心动过速及室颤的首选药。其不良反应主要有：①神经系统：眩晕、倦怠、言语不清、意识模糊、谵妄、甚至昏迷；②大剂量可产生严重窦性心动过缓、心脏停搏、室颤、严重房室传导阻滞及心肌收缩力减低,需及时停药。

（4）普罗帕酮临床可用于预防和治疗室性和室上性异位搏动,室性或室上性心动过速,预激综合征,电复律后室颤发作等。该药起效快、作用持久。其主要不良反应有：①神经系统：头晕、眼花、头痛、嗜睡、视力模糊；②胃肠道反应：口内金属味、食欲减退、恶心、呕吐及便秘。③心脏方面：窦房结抑制、心动过缓。

（5）普萘洛尔为β受体阻断剂,能迅速控制心动过速。其主要不良反应有神经系统反应和对气管、支气管的影响。神经系统反应表现为头晕、头痛、眼花；由于该药能使支气管平滑肌收缩,对支气管哮喘患者可诱发或加重急性发作。此外,该药还能引起低血压、心动过缓等。

（6）胺碘酮减慢心肌传导速度,降低窦房结自律性,消除折返激动。口服适用于房性早搏及室性早搏；对反复性阵发性室上性心动过速、心房颤动、心房扑动、室性心动过速及室颤可防止反复发作。该药最严重的心外毒性反应为肺纤维化,偶致肝硬化及恶心、呕吐等胃肠道反应。

（7）维拉帕米为钙通道阻滞剂。可用于治疗心律失常,减慢窦房结冲动的传导速度。不良反应的发生与剂量多少有关。心脏方面可致心动过缓、房室传导阻滞,甚至心衰、心脏停搏；其他不良反应有头晕、恶心、呕吐等。

（8）腺苷用于治疗阵发性室上性心动过速。然而,腺苷可能过度抑制窦房结和房室结功能,发生短暂严重房室传导阻滞,甚至停搏。腺苷还可引起头痛、恶心、出汗、心慌、胸痛、气短或呼吸困难等。

2. 关于人工心脏起搏治疗

1）术前护理

（1）心理护理：告知患者及家属起搏器的功能、手术方式，解答患者的疑问，消除其紧张焦虑情绪。

（2）指导患者练习床上大小便，告知患者术前禁食、禁水的重要性。

（3）告知患者术前一天晚上要保证充足睡眠，教会患者提高睡眠质量的方法，如睡前听轻音乐、泡热水澡等，必要时可给予药物辅助睡眠。

（4）告知患者术后需要配合的地方，取得患者的同意与配合。

2）术后早期护理

（1）密切观察患者病情变化，如有异常及时告知医师。

（2）观察患者伤口有无渗血、渗液。术后伤口使用沙袋压迫4～6小时，常规应用抗生素预防感染。

（3）告知患者术后不要抓挠或挤压伤口处皮肤，不要推移起搏器。

（4）术后一般需平卧72小时，但下肢需定时进行主动运动以免形成下肢深静脉血栓。

（5）术后早期患侧的肢体限制运动，以防电极发生移位或脱落。

（6）指导患者每小时进行深呼吸，防止肺不张、肺部感染等肺部并发症的发生。

（7）术后患者宜进食易消化、营养丰富的食物，多摄入粗纤维食物以保持大便通畅。不宜使用豆制品等产气食物。

3）居家指导

（1）告知患者起搏器的设置频率及使用年限，妥善保管担保卡。外出时应随身携带，便于为诊治提供信息。

（2）患者应避开强磁场和高电压，进行特殊检查时应及时告知医师。家庭用电不受影响，外出时不宜靠近交通工具发电机。

（3）使用手机时，手机应距起搏器 15 cm 以上；手机可放在对侧裤子的口袋；接听电话时最好使用对侧耳朵接听，或使用耳机接听。

（4）患者死亡后，火葬前应取出起搏器以免发生爆炸。

（5）教会患者自测脉搏，应每日进行监测。每日监测时患者的状态应保持一致，如可选择每日的清晨醒来后 15 分钟后进行测量。

（6）脉搏的监测应坚持做到每天测量，初期可了解起搏器情况，末期及早发现电池剩余能量不足的情况。

（7）保持良好的生活规律，保证充足的睡眠及休息时间。

（8）保持情绪稳定，避免激动、愤怒等。

（9）戒烟酒、严禁饱餐。

（10）冬季注意保暖防寒，避免感冒。

（11）术后 1 个月内睡觉时可采用平卧或左侧卧位。

（12）坚持锻炼，循序渐进。术后 1～3 个月时避免剧烈运动，如甩手动作和肩部负重，以免脉冲发生器和导线移位。术后 3～6 个月时若无其他合并症的患者可适当做些家务和正常工作，活动时以不出现胸痛、胸闷、下肢水肿为宜。

（13）患者所穿衣物应宽松棉质，避免伤口或起搏器受压。

（14）伤口处的皮肤要防止擦伤和感染。

（15）告知患者随访的重要性，当出现脉搏缓慢、呼吸困难、脚腕部肿胀时应随时就诊；置入早期或快接近更换期时，每 2～4 周复查一次，半年后可 3 个月～1 年复查一次；快到担保年限时，适当缩短随访时间。出现电池耗竭(如连续 7 天以上脉搏比设定频率少 10%时,或出现安装前的头晕、乏力等不适症状)应及时就诊。

3. 关于心脏骤停的院外急救(BLS)

主要是心肺复苏术,所有的市民,无论身边是否有患有心脏病的亲人都应学会心肺复苏术,以便在遇到突发心脏骤停患者时能够及时给予紧急救助。院外发生心脏骤停时,若无医务人员在场,家属或其他懂得心肺复苏术的人员应立即为患者进行心肺复苏术并等待急救人员的到来。2015 年美国心脏协会发表了最新的《2015 美国心脏协会心肺复苏及心血管急救指南》对以往的心肺复苏术做了少许更改,成人心肺复苏术主要步骤如下:

(1) 评估现场环境,保证现场环境对施救者和患者均是安全的。若现场环境安全,则最好在原地为患者进行抢救。

(2) 评估患者的反应:轻拍患者肩膀,并大声呼唤"你还好吗"。若患者无反应则进行下一步。

(3) 检查患者呼吸是否正常:头偏向患者头部观察患者胸部起伏情况,同时口中数出 1001,1002,1003,1004,1005,如患者无呼吸或呼吸不正常(仅喘息),则应立即启动应急反应系统(拨打 120 急救电话)。

(4) 检查患者的脉搏,可选择颈动脉或股动脉。颈动脉的检查步骤为:①使用 2 或 3 个手指找到气管;②将这 2 或 3 个手指滑到气管和颈侧肌肉之间的沟内,此处可以触摸到颈动脉搏动;③检查时间至少为 5 秒但不应超过 10 秒。如果在 10 秒内没有明显地感受到脉搏,则开始进行胸外心脏按压和人工呼吸。

(5) 实施胸外按压的步骤为:①到患者的一侧;②确保患者仰卧在坚固的平坦表面上。如果患者俯卧,小心地将他翻过来。如果患者头部或颈部受伤,那么将患者翻转为仰卧位时应尽量使其头部、颈部和躯干保持在一条直线上；③将一只手的掌根放在患者胸部的中央，胸骨下半部之上，即胸部正中央，两乳头连线中点。另一只手的掌根置于第一只手上；④伸直双臂，使双肩位于双手的正上方，腰挺直，以臀部为轴，用整个上半身的重量垂直下压，双手掌根重叠，手指互扣翘起，以掌根按压（见图2-2）。

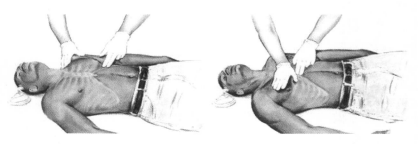

图2-2 心脏按压的步骤

（6）用力快速按压：①每次按压至少达到5～6 cm，且每次按压时要垂直按压患者的胸骨；②以100～120次每分钟的速度进行按压；③放松时掌根部不能离开胸壁，以免按压点移位。

（7）若按压时无法达到足够的深度，则可以将一只手放在胸骨上按压胸部，用另一只手握住第一只手的手腕，在按压胸部时对第一只手进行支持。

（8）每次按压结束，确保胸壁完全回弹。胸部按压和胸部回弹/放松时间应该大致相同。

（9）当心肺复苏仍在进行时，切勿移动患者，除非患者处于危险的环境中（如失火的建筑物），或患者当时的体位不适宜进行有效的心肺复苏术。

（10）单人施救时应当采用"30次按压：2次人工呼吸"的按压—通气比例。

（11）施救过程中尽量减少中断。

(12)开放气道：有两种方法可以开放气道提供人工呼吸：仰头抬颏法(见图2-3)和推举下颌法。后者仅在怀疑头部或颈部损伤时使用，因为此法可以减少颈部和脊椎的移动。

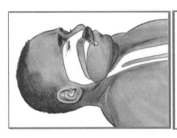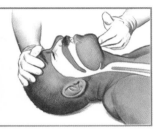

图2-3 开放气道

(13)实施仰头抬颏的步骤：①将一只手置于患者的前额，然后用手掌推动，使其头部后仰；②将另一只手的手指置于颏骨附近的下颌下方；③提起下颌，使颏骨上抬。

(14)在使用此种方法开放气道时注意不要使劲按压颏骨下的软组织，以防堵塞气道；不要使用拇指提起颏骨；不要完全封闭患者的嘴巴。

(15)注意在开放气道同时应该用手指挖出患者口中异物或呕吐物，有假牙者应取出假牙。

(16)在有面罩的情况下，施救者应使用面罩进行人工呼吸。具体操作如下：①至患者的一侧；②以患者鼻梁为参照，把面罩放在患者的脸上；③使面罩封住患者口鼻：使用靠近患者头顶的手，将食指与拇指放在面罩的边缘，将另一只手的拇指放在面罩的下缘；④将另一只手的其余手指放在下颌骨缘并提起下颌，进行仰头提颏，以开放气道。

(17)当提起下颌时，需用力完全按住面罩的边缘，使面罩边缘密封于面部。

（18）每次吹气时间应至少维持 1 秒，保证有足够量的气体进入并使胸廓起伏；但要避免过度通气（多次吹气或吹入气量过大）。

（19）两次吹气结束之后立即进行下一轮的胸外按压；共 5 个循环。

（20）若 5 个循环后患者仍无复苏迹象，则应继续下一轮的胸外按压，等待急救人员的到来。

第六节　病毒性心肌炎

一、病毒性心肌炎简介

病毒性心肌炎是一种局限性或弥漫性炎症性心肌疾病，与病毒感染有关，属于感染性心肌疾病。其临床表现取决于患者的年龄、性别、感染病毒的类型、机体反应及病变范围等因素，轻重差异很大，轻者基本没有症状而呈亚临床经过，或症状轻微；重者可出现心脏扩大、心功能不全、休克等，甚至猝死。

目前已发现多种病毒与该病的发病有关，主要有柯萨奇病毒、埃可（ECHO）病毒、脊髓灰质炎病毒、腺病毒、流感病毒、副流感病毒、肝炎病毒，带状疱疹病毒、巨细胞病毒、艾滋病毒等，该病的发病率呈逐年增高趋势。

1. 临床表现

（1）多数患者就诊时均以心律失常为主诉，各种心律失常都可出现，以期前收缩最常见。

（2）患者一般先有发热、咽痛、全身酸痛、倦怠、恶心、呕吐、腹泻等全身症状，而后出现心悸、胸闷、胸痛、头晕、呼吸困难，严重者可出现晕厥或阿-斯综合征等心肌受损症状。

（3）该病较典型的体征是与发热不平行的心动过速或心率异常缓慢、各种心律失常。

2. 分型与分期

根据病情变化和病程长短，病毒性心肌炎可分为 4 期：

（1）急性期：指新近发病，临床症状明显而多变，病程多在 6 个月以内。

（2）恢复期：临床症状和心电图改变等逐渐好转，但尚未痊愈，病程一般在 6 个月以上。

（3）慢性期：部分患者临床症状、心电图、X 线、酶学等检查呈病情反复或迁延不愈，实验室检查有病情活动的表现者，病程多在 1 年以上。

（4）后遗症期：患心肌炎时间久，临床已无明显症状，但遗留较稳定的心电图异常，如室性期前收缩、房室或束支传导阻滞、交接区心律等。

二、舒适护理指导

1. 急性期

（1）休息：急性期应充分休息，避免疲劳，一般患者应卧床休息 1 个月，重症病例卧床 3 个月以上，直至症状消失。

（2）活动：急性期症状缓解后可适当活动，不可因害怕而拒绝活动。

（3）心理：保持心情愉悦，积极配合治疗，不急于求成。

（4）环境：保持室内环境整洁、安静，每日室内通风 1～2 次，减少不必要的干扰。

（5）对症护理：如高热者给予退热处理、口腔护理，胸闷者给予吸氧。

（6）饮食：给予高蛋白、高维生素、易消化饮食，多食富含维生素 C 类水果(如橘汁、西红柿)及富含氨基酸的食物(如瘦肉、鸡蛋、鱼、大豆等)。饮食应易消化、清淡,少食多餐,切忌暴饮、暴食、过食辛辣及肥甘厚味。

2. 恢复期

(1)预防感染:病毒性心肌炎是感染病毒引起的,防止病毒的侵入十分重要,尤其应预防呼吸道感染和肠道感染。

(2)饮食:进食高蛋白、高维生素、易消化饮食;维生素 C 可促进心肌代谢与修复,因此,新鲜蔬菜、水果可多摄入。戒烟酒及刺激性食物。

(3)适当休息:急性期后仍应休息 2～3 个月,心肌炎后遗症者,可尽量与正常人一样的生活工作,但不宜长时间看书、工作,甚至熬夜。

(4)活动:无并发症者,出院半年后可考虑适当恢复学习或轻体力工作;并根据自己的体力参加适当的锻炼,如散步、保健操、气功等,可早日康复及避免后遗症;1 年内避免怀孕及重体力劳动。

(5)自我保健:心肌炎的处理防大于治,要积极做好预防工作,若发现脉率、节律异常或有胸闷、心悸等应及时就诊。

三、舒适护理小贴士

1. 病毒性心肌炎的危害

病毒性心肌炎是一种与病毒感染有关的局限性或弥漫性的急性、亚急性或慢性炎症性心肌疾病,是最常见的感染性心肌炎。

(1)患者绝大多数是青少年。

(2)病毒感染后病毒可直接侵入心脏,损害心肌,影响心肌的血液供给或是病毒在局部产生的毒素,累及中枢神经后,使心肌发生继发性损害。

（3）除病毒感染外，病毒性心肌炎还与吸烟、饮酒、营养不良、疲惫、外伤及接触有毒物质有关。

（4）病毒性心肌炎除了发病前几天有感冒的症状外，还有持续心慌、气短、血压低、易出汗、疲乏无力、胸闷及心前区压迫感。重症者可有呼吸困难以及心脏衰竭表现。

2. 如何预防病毒性心肌炎

目前，对于病毒性心肌炎的治疗没有特异性治疗方法，主要强调充分休息和对症治疗，防大于治。

（1）注意营养搭配：纠正偏食的不良习惯，日常饮食以粗粮、新鲜蔬菜和瘦肉为主，也可适当多吃些水果。

（2）注意劳逸结合：合理分配学习用脑与体育锻炼的时间比例，提倡早锻炼。

（3）注意预防流感：注意预防感冒，特别是流感。注射流感疫苗可获得对流感的免疫力，可有效地防止在气候多变的春秋季节染上病毒性感冒。

（4）住室经常开窗通风，保持空气新鲜。

（5）在感冒发生季节，要尽量少去人多拥挤的场所，注重防止各种病毒感染。

（6）一旦发现病毒感染后要注重休息。

（7）避免过度疲惫，更不宜吸烟、酗酒。

第七节　原发性下肢静脉曲张

一、原发性下肢静脉曲张简介

原发性下肢静脉曲张是周围血管疾病中最常见的外科疾病，主要表现为浅静脉曲张、小腿肿胀胀痛及小腿下段营养障碍性病

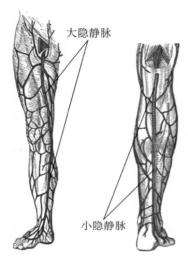

大隐静脉

小隐静脉

图 2－4 原发性下肢静脉曲张

变（皮炎、湿疹、色素沉着和溃疡等），严重影响了患者正常工作和生活（见图 2－4）。多见于长期从事站立工作及重体力劳动者，青年时期即可发病，欧美国家的患病率高达 20％～40％。下肢静脉曲张积极治疗的主要目的是减轻症状，以改善肢体外观和下肢静脉淤血状况。

1. 好发部位

下肢静脉曲张以大隐静脉发生率最高，亦有大小隐静脉同时发生曲张者，但单独小隐静脉曲张较为少见。深静脉因瓣膜较浅静脉多，其周围肌肉的收缩具有支持作用，有助于静脉血液回流，故深静脉一般不发生静脉曲张。

2. 病因

本病的发病原因多与先天性静脉瓣膜功能不全、静脉壁薄弱及静脉内压力持久升高有关。

（1）静脉瓣膜功能不全：主要是静脉瓣膜缺陷。静脉瓣膜缺陷和静脉壁薄弱是全身支持组织薄弱的表现，与遗传因素有关。此种缺陷使静脉易于扩张，近端静脉瓣闭锁不全，致血液倒流，血液倒流又逐渐破坏了远端瓣膜，从而产生静脉曲张。

（2）静脉内压力持久升高：长时间的站立是主要原因。经常从事站立或负重工作的人，下肢静脉内的血柱变直，高度延长，致使血柱的重力，尤其是负重者的腹腔内压力经常升高，原来正常或有先天性缺陷的髂外静脉和股静脉的瓣膜受损，酿成大隐静脉的撑扯性破坏，因而下肢静脉压力显著增大。

（3）此外，经常站立者，下肢肌肉收缩机会较少，影响静脉回流，也是形成下肢静脉曲张的原因。

3. 好发人群

（1）经常从事站立工作者：如医护人员、教师、商店营业员等。

（2）负重工作者：如工人、农民等。

（3）妊娠妇女或患有盆腔肿瘤等造成腹内压增高、下肢静脉血流回流受阻者。

4. 临床表现

（1）发病早期，多为下肢酸胀不适及钝痛感，同时有肢体沉重感，易乏力。多在久站后上述感觉加重，通过平卧、肢体抬高则可缓解。

（2）病变中后期，静脉壁受损，静脉隆起、扩张、迂曲，呈蚯蚓样外观，以小腿内侧大隐静脉走行区明显。

（3）病程长者，肢体皮肤则出现营养性改变，如脱屑、瘙痒、色素沉着等，甚至形成湿疹及溃疡。随着病情的演变，可以伴随血管走行的疼痛、下肢肿胀、淤积性皮炎、浅静脉血栓等症状。

二、舒适护理指导

下肢静脉曲张者，患肢浅静脉迂曲隆突，静脉壁弹性被破坏，有的部位极度薄弱，易破溃。因此术前或非手术治疗者应注意保护患肢皮肤。

（1）尽量避免长期站立。

（2）活动时穿着弹力袜或弹力绷带；但伴有下肢缺血表现者禁忌使用弹力袜。

（3）休息及睡眠时抬高患肢。

（4）皮肤避免日晒，防止蚊虫叮咬，避免外伤；修剪指甲，避免皮肤抓伤引起感染。

（5）做好足部及下肢的皮肤护理，每日用中性肥皂水或温水清洗患肢皮肤，不宜用力揉搓，注意保暖，穿宽松的鞋子，避免足部外伤和末梢组织受压。

（6）如局部有溃疡或急性感染，应卧床休息，抬高患肢，并进行抗感染治疗。

手术治疗者术后需注意保护患肢，尽快回复正常生活。

（7）术后保持平卧位，抬高患肢20°～30°。

（8）用弹力绷带从足背向大腿方向加压包扎，松紧度以不影响末梢循环为宜，弹力绷带保持至少2周，避免手术剥脱部位出血。

（9）卧床期间勤翻身，减少局部受压。

（10）术后及早运动，一般术后第2天及可进行简单的足部运动，如足背伸屈、足趾伸屈，借腓肠肌群收缩挤压的"肌泵"作用，促进小腿深静脉血液回流。

（11）术后2天可下床活动，年龄大者可稍微延迟离床时间。

（12）离床后应避免长时间行走、站立、静坐或静立不动。

（13）术后应饮食合理，保持大便通畅，以免腹内压增高影响下肢静脉血流。

（14）保持良好的作息习惯，避免紧张、易怒等不良情绪。

三、舒适护理小贴士

1. 高危人群如何自我防护

（1）肥胖虽不是本病的直接病因，但过重的分量压在腿上可能会造成腿部静脉回流不畅，使静脉扩张加重。因此，肥胖者应适当减肥。

（2）长期从事重体力劳动或长期站立工作者，工作间歇多做提腿运动或下蹲练习,以减少下肢负荷过重;经常按摩腿部,减轻肌肉酸胀痛,以促进局部血液循环。

(3)白天穿弹力袜,弹力袜的压力能改善且预防下肢静脉曲张。

(4)妇女经期和孕期等特殊时期要给予腿部特殊关照,多休息,有助于血液循环,避免静脉曲张。

(5)戒烟:吸烟能使血液黏滞度改变,血液黏稠度增加易致血液淤积。

(6)口服避孕药有类似于吸烟导致的血液黏稠度增加,因此,应尽量少服用。

(7)睡前热水泡脚,消除疲劳,促进下肢血液循环。

(8)休息时抬高下肢,使静脉淤血尽量向心回流,减少下肢静脉血液淤积。

(9)适当参加体育锻炼:如骑自行车、游泳等,达到促进全身血液循环,增强腿部肌肉泵的作用。

2. 手术治疗患者居家舒适护理指导

(1)术后尽量少提重物,避免久行久立。

(2)适当进行轻体力运动,保持脚及腿部皮肤清洁、干燥。

(3)出院后仍需穿弹力袜或用弹力绷带3~6个月。

(4)休息时将患肢抬高20°~30°。

(5)保持良好的姿势,避免久坐、坐时双膝交叉过久。以防静脉回流障碍时发生足背、足趾水肿和微血管血栓形成。

(6)避免用过紧的腰带、吊袜和紧身衣裤。

(7)多饮水,多吃新鲜瓜果蔬菜,保持大便通畅,避免肥胖。

(8)做预防下肢静脉血流淤滞的体操,促进下肢静脉血液回流,防止下肢静脉淤血,减轻患肢沉重、肿胀、疼痛等一系列症状。方法如下:①全身放松,仰卧于床上,膝关节伸曲运动10次;②足背带动踝关节,做背屈和跖曲运动 10 次,必要时可重复。

(9)戒烟。

(10)坚持适量运动,避免剧烈运动,活动量以短时间、短距离为宜,在患肢耐受范围内逐渐增加运动量。

(11)定期复查,如若出现患肢红肿胀痛需马上就诊。

3. 弹力袜的正确选择与使用

(1)弹力袜的选择:合适的弹力袜是预防下肢静脉曲张相对有效的方法之一。

① 根据发病部位选择袜子的长短,如病变在小腿的可以选择膝长型的袜子;

② 测量小腿最粗部分周长来确定型号;

③ 以足跟到腘窝横纹处的高度确定袜长;

④ 病变范围广时,累及大腿者可选择腿长型的弹力袜;测量臀部横纹处的腿围和小腿最粗部分周长来确定型号;足跟到臀横纹的高度确定袜长;

⑤ 根据需要选择不同的压力:压力分为低压、中压、高压 3 种:低压(预防型)适用于静脉曲张、血栓高发人群的日常保健预防,以及手术后或其他原因不能充分活动者;中压(治疗型)适合浅静脉曲张的治疗与预防;高压(治疗型)适合于明显的下肢静脉曲张,静脉血流淤滞,静脉炎和其他静脉疾病的患者。

(2)弹力袜的使用及保存:

① 穿弹力袜应在每天早上起床前进行,若已起床应重新平卧抬起下肢 3~5 分钟,使静脉血排空再穿。

② 每天穿戴 8~12 小时。

③ 夜间休息时应脱下,不可穿着休息。

④ 选用中性沐浴露,水温不超过 40℃,清水漂净弹力袜,不拧干,不暴晒、不烘干,自然平放晾干,以延长弹力袜的使用寿命。

第三章 胃肠道疾病的舒适护理

消化系统疾病主要包括食管、胃、肠、肝、胆、胰等脏器的疾病（见图 3-1）。消化系统疾病种类多，且多为常见病和多发病。我国居民慢性疾病患病率的前十种疾病中包括了胃肠炎、胆结石和胆囊炎、消化性溃疡 3 种疾病。消化系统疾病是我国城市居民住

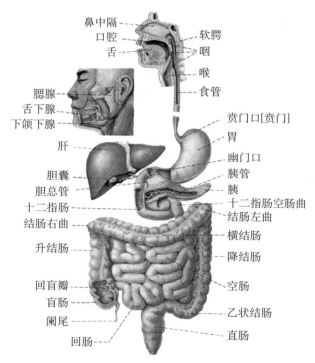

图 3-1 消化系统模式图

院治疗的第 2 位原因。由于人们生活方式、饮食习惯的改变，一些以往少见的疾病的发病有逐年增高的趋势，如急慢性胰腺炎、功能性胃肠病、炎症性胃肠病、酒精肝和脂肪肝等，恶性肿瘤如结直肠癌和胰腺癌的发病率也在增加。

消化系统的结构功能

消化系统由消化管、消化腺以及腹膜、肠系膜、网膜等脏器组成。消化系统的主要生理功能是摄取和消化食物、吸收营养和排泄废物。消化管包括口腔、咽、食管、胃、小肠和大肠等，消化腺包括唾液腺、肝、胰、胃腺、肠腺等。其中肝脏是人体内物质代谢最重要的器官。胃肠道的运动分泌功能受神经内分泌调节。

1. **胃肠道**

食管是连接咽和胃的通道全长约 25 cm，食管的功能是把食物和唾液等运送到胃内。

胃分为贲门部、胃底、胃体和幽门部 4 部分。上端与食管相接处为贲门，下端与十二指肠相接处为幽门。胃可以分泌盐酸、内因子、胃蛋白酶原和碱性黏液等。胃的主要功能是暂时贮存食物，通过胃蠕动将食物和胃酸充分混合以利于形成食糜，并促使胃内容物进入十二指肠。一餐含有糖类、蛋白质和脂肪的混合性食物从胃排空需 4～6 小时。

小肠由十二指肠、空肠和回肠构成。十二指肠起始于幽门，下端与小肠空肠曲与空肠相连，全场约 25 cm。小肠内的十二指肠腺分泌碱性液体保护十二指肠上皮，肠腺分泌小肠液可稀释消化产物，使其渗透压下降有利于吸收。小肠的主要功能是消化和吸收，小肠内消化是整个消化过程的主要阶段。胰液、胆汁和小肠液的化学性消化及小肠运动的机械性消化是食物成分得以消化分解，营养物质在小肠内被吸收入机体。

大肠包括盲肠及阑尾、结肠、直肠 3 部分,全长约 1.5 m。大肠腺的分泌液富含黏液,主要作用是保护肠黏膜和润滑粪便。大肠的主要功能是吸收水分,并为消化后的食物残渣提供暂时的贮存场所。各种因素导致的水分吸收不完全可产生腹泻。而肠内容无停留时间过长、水分吸收过多、胃肠道病变或外来压迫导致动力减弱或肠道梗阻,则出现便秘。

2. 肝胆

肝脏是人体内最大的腺体器官。由门静脉和肝动脉双重供血,血流量约 1 500 ml/min 占心输出量的 1/4。肝脏的主要功能有物质代谢:参与糖、蛋白质、脂肪、维生素等的合成代谢。解毒作用:肝脏是人体内最大的解毒器官,外来的或体内代谢产生的有毒物质如毒素、药物等均经过肝脏分解去毒后随胆汁或尿液排出体外,许多激素如雌激素、醛固酮等在肝脏灭活。生成胆汁:胆汁可以促进脂肪在小肠内的消化和吸收。

胆囊的作用是浓缩胆汁和调节胆流。肝脏生成胆汁后经肝细胞间的毛细胆管、肝小叶间胆管、左右肝管、肝总管、胆囊管进入胆囊,胆汁排出时经胆总管开口于十二指肠乳头进入小肠参与脂肪的消化和吸收。

3. 胰

胰腺腺体狭长,分头、体、尾 3 部。胰管自胰尾至胰头纵贯全长,穿出胰头后与胆总管合并或分别开口于十二指肠乳头。胰具有外分泌和内分泌两种功能。胰的外分泌结构分泌胰液,主要作用是中和胃酸,保护肠黏膜,为小肠内消化酶活动提供环境。胰液中的消化酶能够分解糖、脂肪和蛋白质。胰的内分泌结构为散在于胰腺组织中的胰岛,其中细胞分泌胰高血糖素可以促进糖原分解和糖异生使血糖升高;细胞分泌胰岛素可以是全身各种组织加速摄取、贮存和利用葡萄糖,促进糖原合成,抑制糖异生,使血糖降低。

第一节 胃 炎

一、概述

胃炎是多种不同病因引起的胃黏膜炎症,常伴有上皮损伤、细胞再生和黏膜炎症反应和上皮再生。胃炎是最常见的消化系统疾病之一。按照临床发病换机和病程长短,一般将胃炎分为急性和慢性两大类。

1. 病因

急性胃炎是由多种病因引起的急性胃黏膜炎症。急性胃炎多由于药物、急性应激和乙醇等病因引起。最常引起胃黏膜炎症的药物是非甾体类抗炎药如阿司匹林、吲哚美辛等;各种严重的脏器功能衰竭、严重创伤、大面积烧伤、大手术等,甚至精神心理因素均可以引起胃黏膜糜烂、出血。临床上急性发病,常表现为上腹部不适、隐痛等症状。

慢性胃炎是由各种病因引起的急性胃黏膜炎症。临床上根据新悉尼系统分为非萎缩性、萎缩性和特殊性胃炎三大类。慢性胃炎的病因主要包括幽门螺杆菌感染,饮食与环境因素(长期高盐、缺乏新鲜蔬菜水果的摄入)、自身免疫反应及其他因素(包括长期食用过冷过热、粗糙的食物,饮用浓茶、烈酒、咖啡等刺激性饮料,服用大量非甾体类药物及各种原因所致的肠液反流导致的胃黏膜损伤)。

2. 临床表现

急性胃炎多数患者表现不明显,或症状被原发病掩盖。有症状患者主要表现上腹不适或隐痛,上消化道出血是该病突出的临床表现,突发的呕血和(或)黑便为首发症状。大量出血可引起晕厥或休克,伴贫血,体检可有上腹不同程度的压痛。

慢性胃炎临床上缺乏特异性症状,病程长,进展慢。多数患者无任何症状表现,部分有上腹部疼痛或不是、食欲下降、饱胀、嗳气、反酸、恶心和呕吐等非特异性的消化不良表现。症状常与进食食物的种类密切相关。

二、舒适护理指导

1. 急救护理

（1）当患者发生上消化道出血时立刻安排患者取平卧位,并将下肢略抬高,保证脑部供血;

（2）立即拨打"120"及时入院治疗。

（3）家属要保持镇静,安慰患者,稳定情绪。

（4）患者出现呕吐时要将头偏向一侧,防止呕吐物引起窒息或误吸。

（5）入院后立即建立静脉通道,输液时开始宜快,必要时测定中心静脉压作为调整输液量和速度的依据。

（6）观察患者的心理反应,包括有无紧张、恐惧或沮丧等,安静休息有利于止血,抢救工作应有条不紊地进行,以减轻患者的紧张情绪。

（7）病情监测：监测指标为生命体征、精神和意识状态、呕吐物和粪便的性质颜色和量、出入量、皮肤和甲床色泽等;观察周围循环状况;估计出血量;判断继续或再次出血。

（8）饮食：急性大出血伴恶心、呕吐者应禁食;少量出血无呕吐者,可进温凉、清淡流质食物。

2. 日常舒适护理

（1）平时多注意休息,减少不必要的剧烈活动,急性期发作患者应该及时卧床休息。

（2）住房环境安静、通风良好。

（3）学会释放工作压力的正确方法，如积极参与体育锻炼、社交活动等。学会自我解压，转移自己的注意力，解除精神的紧张，保证身心得到充分的休息。

（4）注意饮食卫生，饮食要定时有规律，切不可暴饮暴食，避免辛辣刺激食物。

（5）浓茶、咖啡等饮料对胃黏膜也有一定的刺激作用，避免饮用。

（6）嗜酒者在急性期应戒酒，避免高浓度的酒精加重胃黏膜的损伤（乙醇具有亲脂性和溶脂能力，高浓度乙醇可直接破坏黏膜屏障）。

（7）自我按摩具体方法为：用手掌或掌根鱼际部在剑突与脐连线之中点部位作环形按摩，节律中等，轻重适度。每次 10～15 分钟，每日 1～2 次。

三、舒适护理小贴士

1. 关于药物

（1）保护胃黏膜药硫糖铝片适宜在饭前 1 小时左右服用，可有便秘、口干、嗜睡等不良反应，可适量增加每天的饮水量，保持大便的通畅。

（2）保护胃黏膜药枸橼酸铋钾宜在餐前 0.5 小时服用，此时胃酸的分泌量较多，枸橼酸铋钾在酸性环境中发挥作用，服用过程中会使齿、舌变黑，可以用吸管直接吸入。部分患者服药后会出现便秘和粪便变黑，不要过度担心，停药后症状会自行消失。

（3）抗酸药主要有氢氧化铝凝胶，应在饭后 1 小时和睡前服用。片剂应嚼服，乳剂用药前应该充分摇匀。不可与牛奶同时服用，两者会形成络合物而失去药效，用药时避免摄入酸性的食物和饮料以保证药效的发挥。

（4）抑制胃酸分泌药物主要有奥美拉唑、兰索拉唑和西咪替丁等。

（5）奥美拉唑肠溶胶囊应在早餐前服用一次或早晚餐前各一次。奥美拉唑能够引起头晕，特别是用药初期，应该避免开车或其他需要高度集中注意力的工作。另外，失眠且需要服用地西泮（安定）等药物的患者服药时应格外慎重，药物间有相互作用。

（6）兰索拉唑的不良反应有皮疹、瘙痒等，轻度不良反应不影响用药，较为严重时应及时停药就医。

（7）慢性胃炎患者在根除幽门螺杆菌感染治疗中多采用一种胶体铋剂（如枸橼酸铋钾）或一种质子泵抑制剂（如奥美拉唑）加上两种抗菌药物（阿莫西林、甲硝唑、克拉霉素等）。

（8）服用阿莫西林是应注意有无青霉素过敏史，应用过程中注意有无过敏反应。

（9）甲硝唑多会引起恶心呕吐等胃肠道反应，应在饭后 0.5 小时服用。症状严重时可以遵医嘱用甲氧氯普胺（胃复安）。

2. 关于饮食

（1）进食要有规律，避免过冷过热、辛辣等刺激性食物。

（2）一般进少渣、温凉半流质饮食，例如：

① 食物可以以面食为主，如面条、馒头等。这些食物中都含有碱，可有效稀释胃酸，而且面条是很好的养胃食物；

② 感觉胃酸时可准备一些苏打饼干，小苏打是碱性的，可中和胃酸，暂时缓解胃部疼痛；

③ 避免进食酸性、多脂肪食物，脂肪可以使胃排空减慢，胃窦扩张，促进胃酸的分泌，加重胃黏膜的损害；

④ 饭后若感到胃部有灼烧不适的感觉，可以嚼口香糖以减轻症状。咀嚼可以促进唾液腺增加唾液的分泌，此时吞咽次数也随

之增多,吞咽的唾液可以冲走涌上食管的胃液,使回流入胃中的胃酸得到稀释,嚼口香糖不要少于 15 分钟,这样才能保证口腔中产生充足的唾液来稀释食管和胃中的胃酸。

第二节　胃　癌

一、概述

胃癌是常见的恶性肿瘤之一,在癌症病死率中排列第 2 位。男性的癌症发病率和病死率高于女性,男女之比约为 2 : 1,发病年龄以中老年居多,55～77 岁为高发年龄段。我国以西北地区发病率最高,中南和西南地区则较低。全国平均年病死率约为 16/10万。

1. 病因

胃癌的发生是一个多因素参与的、多步骤进行性发展的过程。包括环境与饮食因素、幽门螺杆菌感染、遗传因素及癌前状态。长期食用霉变食品、咸菜、烟熏和腌制鱼肉及高盐饮食可增加胃癌发生的危险性。胃癌具有明显的家族聚集倾向。癌前状态分为癌前疾病和癌前病变,前者指与胃癌相关的胃良性疾病,有发生胃癌的危险性,如慢性萎缩性胃炎、胃息肉、胃溃疡;后者指容易转变为胃癌组织的病理学变化。

2. 临床表现

早期胃癌症状多不明显,或仅有一些消化不良、恶心、呕吐等非特异性的消化道症状。无明显体征,进展期在上腹部可扪及肿块,有压痛,肿块坚实为可移动结节状。

进展期胃癌最早出现的症状为上腹部疼痛,可急可缓,开始时仅有上腹饱胀不适,饭后加重。继而有隐痛,进食或服用制酸剂无法缓解。常常伴有食欲不振、厌食、体重下降。可并发胃出血、贲门或幽门梗阻、穿孔等。

胃癌累及食管下端可致吞咽困难。转移至身体其他脏器可出现相应症状，如转移至骨骼可有全身骨骼剧痛；转移至肝脏可引起右下腹痛、黄疸或发热；转移至肺可引起咳嗽、咯血、呃逆等。

二、舒适护理指导

1. 营养支持

（1）充足的营养支持有助于体能的恢复和疾病的康复。

（2）尽量多进食含蛋白质、碳水化合物和维生素的易消化流质或半流饮食。

（3）提供愉快、清洁的进食环境；尽可能变换食物的色、香、味，满足患者的口味，增加营养素的摄入量。

（4）晚期出现吞咽困难者，其每日的进食量相当少，营养状况难于有效维持。住院期间应遵医嘱静脉高营养治疗，出现幽门梗阻者，可暂禁食，遵医嘱行胃肠减压。

2. 日常活动

（1）轻症患者或缓解期患者可适当参加日常活动，如抗癌组织活动，有助于心理的稳定和注意力转移，从而减轻疼痛，活动时应注意以不感到劳累、腹痛为原则。

（2）重症患者应安置患者适宜体位卧床休息，环境宜安静、舒适，减少刺激，保证休息，减轻体能消耗。

3. 疼痛护理

（1）采用如听音乐、看电视、看书报及与好友交谈等应对措施，以分散对疼痛的注意力，使疼痛减轻或缓解。

（2）疼痛剧烈者，可以腹部热敷。必要时给予非麻醉性镇痛药如阿司匹林、吲哚美辛等。无效时使用弱麻醉性镇痛药可待因等。必要时给予麻醉性镇痛药吗啡或哌替啶。也可遵医嘱使用辅助性镇痛药地西泮或异丙嗪,以加强镇痛药物的效果。

(3)镇痛药只能减轻疼痛,不能消除疼痛,患者应提高对疼痛的自控能力,而不完全依赖麻醉镇痛药来减轻疼痛。

(4)患者与家属在病程中也应重点观察有无黑便、呕血等出血情况;有无腹部胀痛加重、频繁呕吐,呕吐物为酸性宿食等幽门梗阻表现,有无腹痛突然加剧,迅速延及全腹,皮肤湿冷、脉搏细弱,全腹压痛、肌紧张等表现。一旦发现应及时报告医生,并做好相应的护理。

4. 心理护理

(1)癌症并非绝症,大部分癌症患者可以通过多学科综合治疗得到不同程度的康复。因此,得了癌症以后,要从心理上做到接受现状。考虑到最坏的结果,从心里接受它,然后采取积极的措施往好的方向努力,过好生命中的每一天。

(2)一定要鼓起战胜疾病的信心,使消极心态转化为积极心态,保持乐观开朗的情绪,合理进食,适当锻炼,与家人朋友多沟通,积极配合治疗。

(3)许多病例已经证明. 大多数恶性肿瘤,只要做到早期发现,早期诊断,早期治疗是可以治愈的。得了胃癌,要主动配合治疗,积极锻炼身体,提高机体的抗病能力,乐观地对待疾病,定能取得最佳的疗效。

三、舒适护理小贴士

1. 关于如何预防胃癌

(1)注意饮食与环境因素,不同国家和地区的发病率有明显差异,说明胃癌的发生与环境因素有关。长期食用霉变食品、咸菜、烟熏和腌制鱼肉,以及高盐食品,可增加胃癌发生的危险。胃癌高发区居民大多喜食盐腌食品,烟熏和腌制食品中含有高浓度的硝酸盐,后者可在胃内受细菌硝酸盐还原酶的作用,再与胺结合成致癌的亚硝胺。高盐饮食人群的胃癌发生率较一般人群高50%~80%。

（2）保护胃黏膜,避免高盐、过硬、过烫、暴饮、暴食,要少食多餐,定时定量,吃易消化的饮食。

（3）食物要新鲜,多吃新鲜蔬菜和水果,增加优质蛋白质的摄入量。

（4）胃癌患者多有胃部饱胀、疼痛等消化不良的症状,应多食易消化的食物;常见的恶心、呕吐、食欲不振等症状,宜食开胃降逆类清淡食物。

（5）根除幽门螺杆菌感染。幽门螺杆菌感染与胃癌的发生,存在显著相关。幽门螺杆菌感染率高的地区和人群,其胃病发生率也相对增高。根据调查研究显示,感染幽门螺杆菌的患者发生胃癌的概率较对照组高3~8倍。幽门螺杆菌导致胃癌的机制尚不完全清楚,可能与幽门螺杆菌感染的炎症产物引起胃黏膜上皮损伤和细菌代谢物直接损伤胃黏膜上皮有关。

（6）积极治疗与胃癌发生有关的疾病,如萎缩性胃炎、胃溃疡、胃息肉等。

（7）戒烟戒酒,吸烟能诱发肺癌已成为人们的共识。同样吸烟与胃癌也有很大的关系,烟雾中含有多种致癌和促癌物质,是食管癌和胃癌的病因之一。酒精本身虽不是致癌物质,但烈性酒会刺激胃黏膜,损伤黏膜组织,促进致癌物质的吸收,如在饮酒同时吸烟其危害性更大。因为酒精可增强细胞膜的通透性,从而增加烟雾中致癌物质的吸收。

2. 关于胃癌手术后的饮食调理

（1）胃癌手术后的饮食调理,应选用高营养、少刺激的食品。

主食以患者素日习惯品种为好,加用苡仁粥、糯米粥,有益无损。副食以鲜肉、鲜蛋、鲜蔬菜、鲜水果为好。

(2)术后患者每日 3～5 餐,饭量逐渐增加,不少患者半年后可恢复术前饭量。

(3)如有饭后恶心、呕吐现象,不必着急,可稍坐片刻或慢行散步,症状即可减轻。也可用生姜 10 克煎汤频服。

(4)晚期胃癌患者多处于全身衰竭状态,进食困难,食欲不振,应多吃鲜石榴、鲜乌梅、鲜山楂,也可用橘皮、花椒、生姜、冰糖、鸡肫适量,煎汤内服。

(5)呈现恶病质状态的患者应该多补给蛋白质食品,如牛奶、鸡蛋、鹅肉、鹅血、瘦猪肉、牛肉和新鲜蔬菜、水果等,糯米粥要求煮烂。

3. 警惕致命的"两征"

1)倾倒综合征

主要表现是进食甜的流质,如加糖的牛奶,10～20 分钟后,即感上腹部不适,腹部胀痛,恶心、呕吐,肠鸣,腹泻,全身乏力,头晕、出汗,心慌,面部潮红、甚至虚脱。该综合征多可通过饮食调节控制。症状较重和反复发作者,应进食高蛋白、高脂肪、低碳水化合物的食物,少量多餐,进餐时避免饮用流质等液体食物,餐后最好能平卧 30 分钟,餐后半小时至 1 小时饮用少量无糖的液体。经此调节后,可有效地减慢胃排空速度及排空量。1 至 2 年后,症状可逐步减轻而不再发作。

2)低血糖综合征

主要表现是进食后 2～4 小时,出现心慌,出汗、无力、眩晕,手震颤、饥饿感,嗜睡或虚脱。其原因是食物过快地排入空肠,葡萄糖被过快地吸收,血糖呈一过性增高,刺激胰腺分泌过多的胰岛素,随即引起了反应性低血糖。通过饮食调节来控制本综合征的办法是:少食多餐,进食高蛋白,高脂肪与低碳水化合物饮食,避免甜的、过热的流质饮食。餐后平卧 10～20 分钟,并准备可供口服的糖类食品以便及时纠正低血糖。多数患者经此调节后,6个月至 1 年能逐步自愈。

4. 良好的情绪是治疗因素

胃癌的治疗是一个漫长且艰难的过程,尤其是化疗和放疗的更是对患者心理承受能力的一个极大的考验。胃癌患者必须树立强大的信心,以积极的心态去面对手术和治疗,杜绝一切紧张、恐惧、焦虑等不良情绪。但胃癌术后的疼痛和不舒适是一个挥之不去持续困扰胃癌患者的问题,建议采取分散注意力的方法,适当增加户外活动,建立与病友之间的亲密关系,彼此之间倾诉、聆听,互相抱团取暖。保留自己喜爱的娱乐活动,如看电影、听音乐、看书、舞蹈等,分散对疾病的关注。合理的情绪管理无疑是对治疗的良好促进因素。

第三节　肝硬化

一、概述

肝硬化是一种由不同病因引起的慢性进行性弥漫性肝病。病理特点是广泛的肝细胞变性坏死、再生结节形成、纤维组织增生,正常肝小叶结构破坏和假小叶形成。临床主要表现为肝功能损害和门静脉高压,可有多系统受累,晚期可出现消化道出血、感染、肝性脑病等严重并发症。

1. 病因

肝硬化世界各国的年发病率在 25～400/10 万,患者以青壮年多见,35～50 岁为发病高峰年龄,出现并发症时病死率高。在我国大多数为肝炎后肝硬化,少部分为酒精性肝硬化和血吸虫性肝硬化。

2. 临床表现

肝硬化病情发展通常比较缓慢，可隐伏 3 至 5 年甚至更长时间。临床上根据是否出现腹水、上消化道出血或肝性脑病等并发症，分为代偿期和失代偿期肝硬化。早期由于肝脏代偿功能较强可无明显症状，后期则以肝功能损害和门脉高压为主要表现，并有多系统受累，晚期常出现上消化道出血、肝性脑病、继发感染、脾功能亢进、腹腔积液、癌变等并发症。

（1）代偿期肝硬化——以乏力、食欲缺乏、低热为主要表现，肝脾轻度肿大、有轻度压痛，肝功能多正常或轻度异常。

（2）失代偿期肝硬化——主要为肝功能减退和门静脉高压所致的全身多系统症状和体征。肝功能减退的表现：

① 全身症状——乏力、消瘦、面色灰暗，尿少、下肢水肿；

② 消化道症状——食欲缺乏、腹胀、胃肠功能紊乱甚至发生吸收不良综合征；

③ 出血倾向及贫血——牙龈出血、鼻出血、皮肤紫癜、贫血等；

④ 内分泌失调——蜘蛛痣、肝掌、皮肤色素沉着、女性月经失调、男性乳房发育；

⑤ 低蛋白血症——双下肢水肿、尿少、腹腔积液、肝源性胸腔积液；

⑥ 门脉高压的表现：腹腔积液、脾大、脾功能亢进、门脉侧支循环建立。

二、舒适护理指导

1. 关于饮食

（1）肝硬化患者的饮食既要保证营养又要遵守必要的饮食

节制。

（2）食物结构应包括适当比例的蛋白质、脂肪、糖类、维生素和某些矿物质，并根据病情变化及时调整。蛋白质来源以豆制品、鸡蛋、牛奶、鱼、鸡肉及瘦猪肉等为主。

（3）有腹腔积液时要卧床休息，增加营养，并限制盐的摄入，最好采用无盐或低盐饮食，每日食盐量以不超过 2 g 为宜。有较多腹腔积液时应限制液体入量，可按前一天尿量再加 500 ml。

（4）肝性脑病可能时，应限制蛋白质的摄入，三餐应以蔬菜为主。

（5）肝硬化无并发症患者宜食高热量、优质蛋白、富含维生素、易消化的食物，宜少量多餐。

（6）肝硬化患者血压升高或出现肝性脑病时应限制或禁食蛋白质，待病情好转后再逐渐加量，并应选择植物蛋白，如豆制品。

（7）食管胃底静脉曲张者应清淡、易消化、温凉饮食，禁食辛辣刺激性食物，禁食粗糙、较硬的食物，进餐时要细嚼慢咽，防止食管胃底静脉破裂出血。

（8）注意饮食卫生，避免引起肠道感染。

2. 休息与活动

（1）肝硬化患者应保证充足的睡眠，生活起居要有规律。

（2）代偿期患者可适当从事较轻的工作，注意劳逸结合，以不感到疲劳为原则。

（3）失代偿期患者应多卧床休息，视病情适量活动。卧床可以增加肝脏的血流量，利于受损肝脏的恢复，有并发症患者要卧床休息或绝对卧床休息。

（4）肝硬化并大量腹腔积液者可以取半卧位，使膈肌下降，利于呼吸运动，减轻呼吸困难和心悸，并要抬高下肢减轻下肢水肿。

3. 关于用药与复查

（1）禁酒戒烟，不要滥用药物。

（2）患者进行乙肝抗病毒治疗时不可随意停药。

（3）患者切莫病急乱投医，以免用药不当而加重肝脏负担，导致病情加重。

（4）3～6个月定期到医院做肝功能、甲胎蛋白、超声波等检查。

（5）如感到自己在任何方面与平时相对正常状态有所不同时都应及时去医院咨询医生或做有关的检查。

4. 心理调适

（1）肝硬化为慢性经过，病情迁延不愈，并发症多，往往情绪低落，容易产生消极、悲观情绪，影响日常生活。克服消极、悲观情绪，要保持乐观的情绪，树立战胜疾病的信心，提高生存质量。

（2）家属应关心、体贴患者，耐心细致地做好患者的心理疏导，告知患者听从医务人员的指导，以延缓并发症的发生或达到终身不发生严重并发症。

5. 皮肤护理

（1）预防皮肤破损和继发感染。

（2）宜穿着宽松柔软的衣物，床铺保持干燥、平整、洁净。

（3）卧床患者勤翻身，以防压疮的发生。

（4）保持皮肤的清洁，沐浴时应注意避免水温过高，或使用有刺激性的皂类或沐浴露。

（5）皮肤瘙痒者勿用手抓搔，以免皮肤破损。

三、舒适护理小贴士

1. 关于肝硬化腹水的护理

（1）限制水钠摄入：忌钠盐或低钠饮食是基本措施。10%～

15％患者经限制水钠摄入可产生自发性利尿,每日氯化钠的摄入量一般应少于 1.5 g,水每日不应超过 1 000 ml。

（2）禁烟酒和刺激性食物:肝硬化腹水护理应嘱患者严禁烟酒,避免进食粗糙、坚硬或辛辣刺激性食物,以防引起食管或胃底静脉曲张破裂出血。

（3）多食蔬菜和水果:多食蔬菜和水果可以补充维生素等营养物质,有利于康复。

（4）肝硬化腹水护理应保持床褥干燥、平整。臀部、足部及其他易发生水肿的部位可用棉垫,并给予热敷或按摩,促进血液循环,预防压疮发生。

（5）肝硬化腹水患者抵抗力低,很容易造成各种感染,因此应鼓励患者保持皮肤清洁干燥。

（6）应避免大量运动,避免疲劳过度。腹水严重时应卧床休息。

（7）条件允许应定时测量体温、脉搏、呼吸、血压,体重每天测一次,每天测腹围,记录饮水量和排尿量。观察颜面、四肢和精神状态,及有无低钾低钠血症的表现和肝性脑病的先兆。

（8）除了以上肝硬化腹水患者的护理措施之外,患者的心理护理也是很重要的,心理护理可以帮助患者消除不安情绪,对患者病情的康复是有一定作用的。

2. 关于如何预防肝硬化上消化道出血

（1）内镜检查:肝病患者在被确诊患有肝硬化后必须做内镜检查,只有进行内镜检查才能发现是否存在胃底静脉和食管静脉曲张的情况,及发生曲张的程度。在做内镜检查时若没有发现静脉曲张,肝硬化患者一般不会发生上消化道大出血,但至少应每隔两年复查一次。若发现胃底静脉和食管静已经出现了曲张的情况,则务必积极预防上消化道出血。

（2）注意饮食：肝硬化患者不应进食较硬的食物，因为较硬的食物可能会划破已出现曲张的胃底静脉和食管静，导致上消化道出血。但是上消化道出血的原因是血管的压力增高，即使完全进食流质，也不能完全杜绝上消化道出血的发生。

（3）积极治疗门脉高压性胃病，肝硬化患者常会因门脉高压而导致胃肠道充血。胃酸的刺激可使充血的黏膜发生糜烂，并常伴有幽门螺杆菌感染，从而形成了门脉高压性胃病，患有门脉高压性胃病的患者应前往医院积极治疗，防止胃底静脉和食管静破裂造成上消化道出血。

（4）肝硬化患者在出现门脉高压后，可咨询医生适当服用降低门脉压力的药物进行治疗。

3. 关于如何配合胃镜检查

（1）在胃镜检查前一天禁止吸烟，避免检查时因咳嗽影响插管；禁烟还可减少胃酸分泌，便于医生观察。

（2）检查前患者至少要空腹 6 小时以上。如当日上午检查，前一日晚餐后要禁食，当日免早餐；如当日下午检查，早餐可吃清淡半流质食物，中午禁食。

（3）调整情绪，全身放松，避免紧张、恐惧的情绪，以防影响检查过程及检查结果的准确性。

（4）为了使胃镜能顺利地通过咽部，通常采取局部止痛，只限于咽喉及食管上端。在用上述药前，向医生讲明你的药物过敏史，即过去对什么药物过敏。局部止痛是通常用 2% 地卡因或 2% 赛罗卡因喷雾，张口发"阿"声，这时软腭和舌腭弓上移，舌根下移，对准舌后、咽喉、软腭喷药，先后 3 次。每次喷后，将剩在口腔的药咽下。

（5）检查前先去小便排空膀胱，进入检查室后，松开领口及裤带，取下假牙及眼镜，取左侧卧位，或根据需要改用其他体位。入镜后,不能用牙齿咬镜,以防咬破镜身的塑管。身体及头部不能转动,以防损坏镜子并伤害内脏。如有不适情况,先忍耐一段时间,实在不能忍受,可用手势向医生或护士示意,以便采取必要措施。

第四节　肝　癌

一、概述

1. 病因

肝癌即肝脏恶性肿瘤,可分为原发性和继发性两大类。原发性肝脏恶性肿瘤起源于肝脏的上皮或间叶组织,前者称为原发性肝癌,是我国高发的,危害极大的恶性肿瘤;后者称为肉瘤,与原发性肝癌相比较较为少见。继发性或称转移性肝癌系指全身多个器官起源的恶性肿瘤侵犯至肝脏。一般多见于胃、胆道、胰腺、结直肠、卵巢、子宫、肺、乳腺等器官恶性肿瘤的肝转移。

2. 临床表现

肝癌临床表现,如表 3-1 所示。

表 3-1　肝癌的临床表现

分类	症　状	体　征
原发性肝癌	早期肝癌常症状无特异性,中晚期肝癌的症状则较多,有肝区疼痛、腹胀、饮食不佳、乏力、消瘦,进行性肝大或上腹部包块等 部分患者有低热、黄疸、腹泻、上消化道出血;肝癌破裂后出现急腹症表现等	早期肝癌常无明显阳性体征 中晚期肝癌通常出现肝脏肿大、黄疸、腹水等体征 合并肝硬化者常有肝掌、蜘蛛痣、下肢水肿等 发生肝外转移时可出现各转移部位相应的体征

（续表）

分类	症　状	体　征
继发性肝癌	主要见于无肝病病史的患者，肝脏转移尚属早期，未出现相应症状，而原发肿瘤症状明显多属中晚期	上腹或肝区闷胀不适或隐痛，随着病情发展，患者出现乏力、食欲缺乏、消瘦或发热等 肝脏肿大，或质地坚硬有触痛的硬结节 晚期患者可出现贫血、黄疸和腹腔积液等

二、舒适护理指导

1. 术后疼痛护理

（1）观察、记录疼痛的性质、程度及伴随症状，评估诱发因素，并告之患者。

（2）加强心理护理，给予精神安慰。

（3）患者咳嗽、深呼吸时用手按压伤口。

（4）妥善固定引流管，防止引流管来回移动所引起的疼痛。

（5）严重时注意生命体征的改变及疼痛的演变。

（6）指导患者使用松弛术、分散注意力等方法，如听音乐等，以减轻患者对疼痛的感受性，减少止痛药物的用量。

（7）在疼痛加重前，遵医嘱给予镇痛药，并观察、记录用药后的效果。

（8）教给患者用药知识，如药物的主要作用、用法，用药间隔时间，疼痛时及时用止痛药效果最好。

2. 饮食护理

（1）术后 72～96 小时内肠蠕动恢复后，勿食辛辣刺激性食物，宜清淡、适量蛋白、易消化、富有营养的饮食。

（2）向患者解释摄取营养物质的重要意义。

（3）指导患者采取合理的饮食结构。

（4）给予高热量、适量蛋白、高维生素、低脂肪、易消化的饮食,少量多餐,避免刺激性食物。

3. 生活护理

（1）术后第 2 天给予半卧位,但要避免过早活动,以免肝断面出血。

（2）定时翻身,有意识地咳嗽和深呼吸,以避免痰液坠积,预防肺不张和肺炎。

三、舒适护理小贴士

1. 增加食欲的方法

（1）选择患者爱好的适合病情的食物品种,并经常更换,烹调时注意色、香、味及营养成分。

（2）创造良好的进食环境,如空气清新、安静,及时清理呕吐物。

（3）进食前、进食时不做引起疼痛和不适的治疗、护理和检查。

（4）遵医嘱给予助消化药及护肝药。

2. 肝癌化疗日常护理

很多中、后期肝癌患者在化疗中无法耐受而终止治疗或治疗后身体极度虚弱,出现机体免疫功能低下等毒副作用。

（1）密切观察用药反应,协助医生共同处理各种化疗药的毒性反应。

（2）鼓励进食,肝癌患者常因化疗药物的作用,恶心呕吐,食欲缺乏。

（3）指导患者有计划地进食高蛋白、高热量、高维生素的流质或半流质饮食，少量多餐，减少对胃的刺激。

（4）定期监测血象，对白细胞严重减少和骨髓抑制者，应积极预防感染并采取保护性隔离措施。

3. 保护放疗照射野皮肤的方法

（1）保持照光野皮肤清洁，防止感染，有汗液时应用温水和软毛巾轻拭，勿用力擦拭。

（2）避免对照光野皮肤的机械刺激，穿宽松柔软的衣服，以免损伤皮肤。

（3）不在放射部位涂抹含金属的药膏或贴氧化锌胶布，以免照射时产生两次射线，加重皮肤反应。不可剥干燥、脱落的痂皮，以免损伤皮肤，损伤皮肤难以愈合。

4. 放射注意事项

（1）准备开始照光前或者照光后的 0.5 小时，尽可能不进食物，以免产生厌食。

（2）照光线不清晰应及时请主管医生重画，不可自行补画。

（3）照射时不要随意移动位置，以免照射在正常组织上。

5. 放疗后护理

（1）每次放疗后应静卧 30～60 分钟，以减轻放射反应；多饮水，每日饮水 2 000～4 000 ml，以利于毒素排出。

（2）饮食宜高热量、高蛋白、高维生素、易消化的食物，同时保持口腔清洁，饭后漱口，减轻口腔黏膜反应。

（3）放射治疗 5～6 次后皮肤可发红，有刺痒感，放射 10 天后皮肤色素沉着，3 周后可出现干性脱皮。可局部用药，扑 1% 冰片滑石粉。

（4）皮肤高度水肿、充血，水泡形成，糜烂渗液，称为湿性皮炎。

（5）对皮肤无破溃者可暴露创面，外涂 2% 硼酸软膏或康复软膏。

（6）如皮肤出现水泡及破溃者，可用硼酸软膏包扎 1～2 天后，用暴露疗法。

第五节　肠 梗 阻

一、概述

任何原因引起的肠内容物通过障碍统称为肠梗阻。它是常见的外科急腹症之一。有时急性肠梗阻诊断困难，病情发展快，常致患者死亡。水、电解质与酸碱平衡失调，以及患者年龄大合并心肺功能不全等常为死亡原因。

1. 病因

按病因可分为机械性肠梗阻、动力性肠梗阻及血运性肠梗阻，机械性肠梗阻临床上最常见。

2. 临床表现

1）粘连性肠梗阻

（1）以往有慢性梗阻症状和多次反复急性发作的病史。

（2）多数患者有腹腔手术、创伤、出血、异物或炎性疾病史。

（3）临床症状为阵发性腹痛，伴恶心、呕吐、腹胀及停止排气排便等。

（4）梗阻早期多无明显改变，晚期可出现体液丢失的体征。

（5）发生绞窄时可出现全身中毒症状及休克。

2）绞窄性肠梗阻

（1）持续性剧烈腹痛，频繁阵发性加剧，无完全休止间歇，呕吐不能使腹痛腹胀缓解，呕吐出现早而且较频繁。

（2）早期即出现全身性变化，如脉率增快，体温升高或早期即有休克倾向。

（3）低位小肠梗阻腹胀明显，不排气排便。

（4）可有体温升高，脉搏加快，血压下降，意识障碍等感染性休克表现，肠鸣音从亢进转为减弱，有明显的腹膜刺激征。

（5）呕吐物为血性或肛门排出血性液体，腹腔穿刺为血性液体。

二、舒适护理指导

1. 体位与活动指导

（1）全麻后去枕平卧6小时，头偏向一侧，以免呕吐物误吸。

（2）后改为半卧位，使腹肌放松，改善呼吸，减轻腹胀，同时使腹腔内炎性渗出物积聚在盆腔，便于局限和引流。

（3）患者床上多做主动运动或经常移动身体受压部位。

（4）家属可适当按摩，防止下肢静脉血栓和压疮发生。

（5）鼓励患者早期下床活动，利于肠蠕动恢复，防止肠粘连。

2. 饮食指导

（1）术后常规应禁食，给予胃肠外营养。

（2）经治疗梗阻解除及术后肠蠕动恢复正常后，拔除胃管，经口进流质饮食，以后逐渐改为半流食及普食。根据情况及时合理补充营养，恢复经口饮食后应循序渐进的原则。

（3）少食刺激性的辛辣食物，宜食营养丰富、高维生素、易消化吸收的食物。

（4）反复发生粘连性肠梗阻应少食粗纤维的食物避免暴饮暴食，饭后忌剧烈活动。

（5）注意饮食及个人卫生，饭前、便后洗手，不食不洁食物。

（6）便秘者应注意通过调整饮食、腹部按摩等方法保持排便通畅，无效者可适当口服缓泻剂，避免用力排便。

（7）保持心情愉悦，每天适当进行体育锻炼。

（8）加强自我检测，若出现腹痛、腹胀、呕吐、停止排便等不适，及时就诊。

（9）遵医嘱定期复查，正确用药，观察术后切口的愈合情况。

三、舒适护理小贴士

预防肠梗阻发生的方法

（1）对患有腹壁疝的患者，应予以及时治疗，避免因嵌顿、绞窄造成肠梗阻。

（2）加强卫生宣传、教育，养成良好的卫生习惯。预防和治疗肠蛔虫病。

（3）腹部大手术后及腹膜炎患者应很好地行胃肠减压，手术操作要轻柔，尽力减轻或避免腹腔感染。

（4）早期发现和治疗肠道肿瘤。

（5）腹部手术后早期活动。

第六节　阑 尾 炎

一、概述

1. 病因

阑尾炎是由多种因素而形成的炎性改变，为外科常见病，以青年最为多见，男性多于女性。临床上急性阑尾炎较为常见，各年龄段及妊娠期妇女均可发病。慢性阑尾炎较为少见。阑尾炎病因包括阑尾管腔阻塞（主要与淋巴组织明显增生，或粪石、食物残渣等异物嵌顿，部分也与阑尾的解剖结构异常有关）、细菌入侵（引起或加重感染）及胃肠道疾病（经常进食高脂肪、高糖和缺乏纤维素的食物,饱餐后运动过度等)。

阑尾是起自盲肠根部的一条形似蚯蚓的细长盲管,是一个参与 B 细胞产生和成熟的淋巴器官。阑尾壁内的淋巴组织在人体12～20 岁时达到高峰,之后随年龄增长而减少,60 岁后消失。因此,成人阑尾切除无损机体的免疫功能。

2. 临床表现

1) 急性阑尾炎

(1) 初期有中上腹或脐周疼痛,数小时后腹痛转移并固定于右下腹。

(2) 当炎症波及浆膜层和壁腹膜时,疼痛即固定于右下腹,原中上腹或脐周痛即减轻或消失。

(3) 单纯性阑尾炎常呈阵发性或持续性胀痛和钝痛。胃肠道症状并不突出。在早期可能由于反射性胃痉挛而有恶心、呕吐。

(4) 持续性剧痛往往提示为化脓性或坏疽性阑尾炎。持续剧痛波及中下腹或两侧下腹,常为阑尾坏疽穿孔的征象。盆腔位阑尾炎或阑尾坏疽穿孔可有排便次数增多。

(5) 发热一般只有低热,无寒战,化脓性阑尾炎一般亦不超过38℃。高热多见于阑尾坏疽、穿孔或已并发腹膜炎。

(6) 腹部压痛及反跳痛是壁腹膜受炎症刺激的表现。腹肌紧张阑尾化脓即有此体征,坏疽穿孔并发腹膜炎时腹肌紧张尤为显著。但老年或肥胖患者腹肌较弱,须同时检查对侧腹肌以进行对比。

2) 慢性阑尾炎

(1) 腹痛为右下腹部疼痛,其特点是间断性隐痛或胀痛,时重时轻,部位比较固定。

(2) 多数患者在饱餐,运动,劳累,受凉和长期站立后,诱发腹痛发生。

（3）胃肠道反应患者常有轻重不等的消化不良、食欲缺乏。

（4）病程较长者可出现消瘦、体重下降。一般无恶心、呕吐及腹胀，但老年患者可伴有便秘。

（5）腹部压痛是唯一的体征，主要位于右下腹部，一般范围较小，位置恒定，重压时才能出现。无肌紧张和反跳痛，一般无腹部包块。

二、舒适护理指导

1. 饮食指导

（1）术后应先禁食，待肠蠕动基本恢复肛门排气后（大概术后1天），可进食水、面汤、馄饨汤等流质，避免牛奶、豆浆等产气类食物。

（2）待肛门排便后才可进食粥、面汤、馄饨皮等半流质。

（3）第2、3天进半流质饮食，第4、5天逐渐过渡到软食。

2. 休息与活动指导

（1）术后去枕平卧6小时，血压平稳后可取半坐卧位。

（2）术后鼓励患者尽早下床活动，促进胃肠道功能恢复，防止肠粘连的发生。

（3）每晚温开水泡脚10～15分钟，促进全身血液循环，避免下肢静脉栓塞。

（4）保持病室空气新鲜，注意保暖，预防感冒。

三、舒适护理小贴士

1. 出院指导

（1）腹腔镜切口1周内不能沾水（实际上3～5天即可）。

（2）引流管拔除后的切口很小，1周内即可愈合；保持大便通畅，避免屏气。

（3）饮食应逐渐过渡：进富含维生素、蛋白质的清淡饮食，规律饮食，忌辛辣刺激性食物、忌暴饮暴食。

（4）出院后适量运动，散步、慢跑等轻度活动锻炼。

（5）3 个月内避免剧烈活动，尤其是跳跃、奔跑等。

（6）出院 1 周后需到外科门诊复查。

（7）及时治疗胃肠道疾病或其他疾病，预防慢性阑尾炎急性发作。

2. 出院时间

（1）主要根据病情的轻重和变化来确定出院的时间。

（2）一般急性单纯性阑尾炎在术后 3～4 天就可出院（无发热、腹泻等不适）。

（3）急性化脓性阑尾炎一般在术后 5～6 天就可出院（无发热、腹泻等不适），如果有引流管，应该在拔除引流管后继续观察 1～2天。

（4）坏疽穿孔性阑尾炎住院的时间会更长。

第七节　痔

一、概述

1. 病因

痔是最常见的肛肠疾病，任何年龄均可发病，随着年龄的增长，发病率增高。内痔是肛垫的支持结构、静脉丛及动静脉吻合支发生病理性改变或移位。外痔是齿状线远侧皮下静脉丛的病理性扩张或血栓形成。当内痔通过丰富的静脉丛吻合支和相应部位的外痔相互融合时则形成混合痔。

2. 临床表现

外痔的主要临床表现是肛门不适、潮湿不洁或伴瘙痒,平时无特殊症状,发生血栓及炎症时可有肿胀、疼痛。

内痔的主要临床表现是出血和脱出。无痛间歇性便后出鲜血是内痔的常见症状。未发生血栓、嵌顿、感染时内痔无疼痛。一部分患者可存在排便困难(见表3-2)。

表3-2 内痔分度标准

内痔分度	分 度 标 准
Ⅰ度	排便时出血,便后出血可自行停止,痔不脱出肛门
Ⅱ度	常有便血,排便时脱出肛门,排便后自动还纳
Ⅲ度	痔脱出后需要用手辅助还纳
Ⅳ度	痔长期在肛门外,不能还纳

其中,Ⅱ度以上的内痔多形成混合痔,表现为内痔和外痔的症状同时存在,呈环状脱出肛门外,可出现疼痛不适、瘙痒,其中瘙痒常由于痔脱出时有黏性分泌物流出。

二、舒适护理指导

饮食护理

(1)术后第1天进流质食物,术后2~3天可进普食。

(2)为了保持大便通畅和营养补偿,指导患者多吃新鲜水果、蔬菜,如香蕉、菠菜、鱼汤等易消化、少脂食物,但不能饱餐,并鼓励患者按时排便。

(3)术后5~7天,正值切口处线头脱落期,不宜多吃含纤维素多的食物,以精、细、软为主,忌食生冷、辛辣等刺激性食物,如辣椒、胡椒、蒜、牛羊肉等,以免粪便过多、次数频繁或过硬而导致切口继发出血、感染,影响伤口愈合。

（4）若术后出现腹泻时，指导患者进食清淡、易消化的食物，注意饮食卫生，禁食生冷。并可饮浓茶以利小便而使大便成形，必要时可用止泻药。

三、舒适护理小贴士

排便困难解决方法

（1）痔疮手术后当日或第 2 天，多因麻醉影响，手术刺激，伤口疼痛或敷料压迫，引起反射性膀胱颈部括约肌疼痛、痉挛致术后排尿困难。

（2）此类患者应饮浓茶或糖开水使尿量增多，刺激膀胱，增强尿意，也可放松压迫伤口的敷料，促使排尿。仍不能排尿者，遵医嘱给予导尿。

（3）术后 3 天尚无便意者，指导患者适当增加一些含植物油脂的食物，如芝麻、肉汤等，也可晚上睡前用开水冲服少量麻油或蜂蜜，经上述食疗后，一般能排出大便。若不能排出，可用开塞露。

第八节　大肠癌

一、概述

大肠癌是胃肠道中常见的恶性肿瘤，以 41～65 岁发病率高。在我国近 20 年来尤其是在大城市，发病率明显上升，且有结肠癌多于直肠癌的趋势。

1. 大肠的结构功能

成人大肠全长约 1.5 m，全程形似方框，围绕在空肠、回肠的周围。起自回肠，包括盲肠、阑尾、结肠、直肠和肛管 5 部分，是对食物残渣中的水液进行吸收，而食物残渣自身形成粪便并有度排出的脏器,是人体消化系统的重要组成部分,为消化道的下段。

2. 临床表现

大肠癌早期无症状,或症状不明显,仅有不适、消化不良、大便隐血等。随着癌症的发展,症状逐渐出现,表现为大便习惯改变、腹痛、便血、腹部包块、肠梗阻等,伴或不伴有贫血、发热和消瘦等全身症状。排便习惯与粪便性状的改变常为最早出现的症状,表现为大便次数增多、粪便不成形或稀便。后期还可出现血性、脓性或黏液性粪便。

肿瘤因转移、浸润可引起受累器官的改变。大肠癌因其发生部位不同而表现出不同的临床症状及体征(见表3-3)。

表3-3 大肠癌临床表现

发生部位	临床表现
右半结肠癌	食欲缺乏、恶心、呕吐、贫血、疲劳、腹痛。常导致缺铁性贫血,表现疲劳、乏力、气短等症状
左半结肠癌	因为肠腔比右半结肠肠腔窄,所以更容易发生肠阻塞,导致大便习惯改变,出现便秘、便血、腹泻、腹痛、腹部痉挛、腹胀等
直肠癌	便血、排便习惯的改变及梗阻
肿瘤浸润及转移	侵及骶神经丛表现为:肛门失禁、下腹及腰骶部持续疼痛;肿瘤细胞种植转移到腹盆腔,形成相应症状和体征

大肠癌的远处转移主要有两种方式:淋巴转移和血行转移。肿瘤细胞通过淋巴管转移至淋巴结,也可通过血行转移至肝脏、肺部、骨等部位。

二、舒适护理指导

1. 生活指导

(1)有计划、有目的、有规律地进行锻炼,合理安排锻炼时间和间隔时间,因人、因病制宜。

(2)患者手术后开始时取平卧位,全麻清醒血压平稳后取半卧位,Miles 术后平卧 5～7 天,以降低会阴部切口张力。

(3)家属协助患者翻身、叩背,正确地咳嗽、咳痰,结肠造口患者应向患侧卧位,防止感染。

(4)术后 1～2 天协助患者床上活动,术后 3～7 天适当下床活动,逐渐增加活动时间和活动范围,循序渐进。

2. 饮食护理

1)非造口患者

(1)术后早期禁食、胃肠减压,静脉补充营养。

(2)48～72 小时肛门排气后拔除胃管,患者试饮水,无腹胀、恶心、呕吐等不良反应,可进食流食如米粥、瘦肉汤等。

(3)术后 1 周改为少渣半流质饮食,2 周左右可进少渣普食。

(4)注意补充高热量、高蛋白、维生素丰富的食物,如豆制品、蛋类、鱼类等。

2)造口患者

(1)进易消化的饮食,防止饮食不洁导致食物中毒或细菌性肠炎等引起腹泻。

(2)调节饮食结构,少食洋葱、大蒜、豆类、山芋等易产气的食物,以免频繁更换肛门袋影响日常生活。

(3)以高热量、高蛋白、维生素丰富的少渣食物为主,以使大便干燥成形。

(4)避免食用可致便秘的食物,忌辛辣刺激性食物。

三、舒适护理小贴士

1. 术后居家注意事项

(1)注意起居有规律,适当运动,避免过度劳累。

（2）保持心情愉快，避免情绪过于激动。

（3）注意保暖，避免受凉，避免去人多的公共场所，防止发生交叉感染（必要时戴口罩）。

（4）人工肛门定期扩张，1～2 次每周，坚持 2～3 个月，适当掌握活动强度，避免过度增加腹压的动作，防止人工肛门黏膜脱出。

（5）术后 3 个月忌肛门指检和肠镜检查，以免损伤吻合口。

（6）异常情况随时就诊。

2. 造口袋的更换

造口袋的更换，如图 3 - 2 所示。

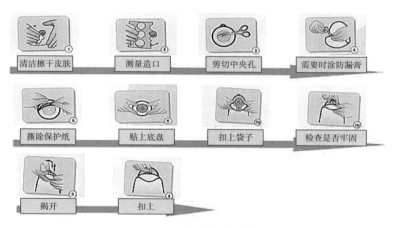

清洁擦干皮肤　　测量造口　　剪切中央孔　　需要时涂防漏膏

撕除保护纸　　贴上底盘　　扣上袋子　　检查是否牢固

揭开　　扣上

图 3 - 2　造口袋的更换

3. 造口患者生活护理及指导

（1）冲凉——当手术的切口缝线已拆线，切口完全愈合后，可以冲凉（洗澡），造口似口腔黏膜一样，不怕水，水也不会从造口进入身体内，中性肥皂对它也无刺激，盆浴或淋浴均可。

（2）衣着——不需穿特制衣服，造口用品既轻便平坦又不显眼，只需穿柔软、宽松、富有弹性的服装即可。所用腰带不宜太紧,弹性腰带不宜压迫造口,可穿背带裤。

(3)运动锻炼——每个人每天都要运动,以保持健康的身体,造口患者也不例外。根据术前的爱好,与身体的耐受力选择一些力所能及的运动。但剧烈的运动,如打拳、举重则要避免。

(4)工作——造口并不是一种疾病,因此不会影响工作。体力已恢复后,便可以恢复以前的工作,但需避免重体力劳动,如举重或提重物。

(5)社交——人们离不开友情,离不开人群,只要学会使用造口用品,掌握排便的规律,穿上舒适美观的衣着,就可以参加日常工作,结交朋友,参加会议等。

(6)饮食——饮食规律,均衡饮食,减少吃太油腻的食物;在天气热时,应多饮水;多吃新鲜蔬菜及水果。少吃易产气食物和饮料,包括洋葱,白萝卜、啤酒等。

4. 结肠造口并发症及处理

(1)造口旁疝——一部分肠管经由造口处筋膜缺口穿孔至皮下组织原因:造口位于腹直肌外;筋膜开口过大;腹部肌肉软弱;多次手术;持续腹压增加。处理措施:

① 术后6~8周应避免提重物,禁止造口灌洗,减轻体重;

② 选择适合的造口袋,如用较软的底盘;

③ 指导换袋技巧,如使用镜子;

④ 指导患者肠梗阻的症状、减轻腹压方法,如咳嗽时用手按压造口部位;

⑤ 佩戴合适的造口腹带,缓解局部不适症状,严重者需手术修补。

(2)造口缺血坏死——是最严重的早期并发症,往往发生在术后24~48小时。造口缺血坏死分级:

① 轻度:造口边缘暗红色或微呈黑色,范围不超过造口黏膜

外 1/3,尚未有分泌物增多和异常臭味,造口皮肤无改变。

② 中度:造口黏膜外中 2/3 呈紫黑色,有分泌物和异常臭味,但造口中央黏膜仍呈淡红色或红色,用力摩擦可见黏膜出血。

③ 重度:造口黏膜全部呈漆黑色,有多量异常臭味的分泌物,摩擦黏膜未见出血点,为严重缺血坏死。处理措施:

a. 密切观察:透明造口袋方便观察,检查肠腔血运情况;

b. 去除及避免一切可能加重造口缺血坏死的因素,底板开口要比造口大,防止紧压造口;若是造口肠段坏死在筋膜下,肠内容物可渗至腹腔引起粪水性腹膜炎,需立即急诊手术;

c. 正常部分和坏死部分的表皮组织出现明确界线后,清除坏死组织,黏膜缺血部分会自动脱离,清除坏死组织后会愈合。

(3)造口回缩——造口内陷低于皮肤表面,引起排泄物渗漏,导致造口周围皮肤损伤。微凸底盘可用于非严重的病例;处理措施:

① 减轻体重,皮肤有损伤者,可用护肤粉或无痛护肤膜;

② 乙状结肠造口皮肤有持续性损伤,考虑用结肠灌洗法;

③ 严重的病例可能需要手术治疗。

(4)造口肠管脱垂——发生率约为 8.5%,表现为肠管由造口内向外翻出来,可能引起水肿、出血、溃疡或缺血而坏死。处理措施:

① 选择一件式透明造口袋,可容纳脱垂的肠管,便于观察;

② 准确测量造口大小及掌握正确的粘贴方法,尺寸要恰当;

③ 将脱垂的部分从造口推回腹内;

④ 反复回纳无效的需要手术治疗。

第九节　胆囊炎

一、概述

1. 病因

胆囊炎是较常见的疾病,发病率较高。根据其临床表现和临床经过,又可分为急性和慢性两种类型,常与胆石症合并存在。胆囊内结石突然梗阻或嵌顿胆囊管、胆囊管扭转、狭窄和胆道蛔虫或胆道肿瘤阻塞等均可引起急性胆囊炎。

2. 临床表现

1) 急性胆囊炎

(1) 急性胆囊炎疼痛特点,如表 3-4 所示。

表 3-4　急性胆囊炎疼痛特点

疼痛特点	原因
右上腹剧痛或绞痛	结石或寄生虫嵌顿梗阻胆囊颈部
突然发作,剧烈或呈绞痛样,多发生在夜间	进食高脂食物后所致
右上腹一般性疼痛,多为持续性胀痛,亦可加重,呈放射性(右肩部和右肩胛骨下角等)	胆囊管非梗阻性,胆囊炎症刺激右膈神经末梢和腹壁周围神经所致

(2) 恶心、呕吐——最常见的症状,如恶心、呕吐顽固或频繁,可造成脱水,虚脱和电解质紊乱,多见于结石或蛔虫梗阻胆囊管时。

(3) 畏寒、寒战、发热——轻型病例常有畏寒和低热;重型病例则可有寒战和高热,体温可达 39℃ 以上,并可出现谵语、谵妄等精神症状。

（4）黄疸——较少见,如有黄疸一般程度较轻,表示感染经淋巴管蔓延到了肝脏,造成了肝损害,或炎症已侵犯胆总管。

2）慢性胆囊炎

（1）持续性右上腹钝痛或不适感,右下肩胛区疼痛。

（2）有恶心、嗳气、反酸、腹胀和胃部灼热等消化不良症状。

（3）进食高脂或油腻食物后症状加重。

（4）病程长,病情经过有急性发作和缓解相交替的特点。

（5）急性发作时与急性胆囊炎症状同,缓解期有时可无任何症状。

二、舒适护理指导

1. 术后常见不适护理

（1）高碳酸血症：腹腔镜胆囊切除术术后 CO_2 气腹对患者是一个很大的刺激,常表现为呼吸浅快,$PaCO_2$ 升高。术后常规低流量吸氧,鼓励患者深呼吸促进体内 CO_2 的排出。

（2）肩背部酸痛：由于聚集于膈下产生碳酸刺激膈肌及胆囊床创面,引起不同程度的疼痛不适。一般可自行缓解。

（3）下肢静脉炎：气腹后造成下腔静脉压力升高,输液后易发生渗出而至炎性改变,50％硫酸镁湿敷后能改善症状。

（4）皮下气肿：腹胸部皮肤肿胀并有捻发音,经热敷后可自行消退。

2. 饮食护理

胆囊切除后应该注意饮食结构的合理搭配,纠正不良的饮食习惯。

1）减少脂肪和胆固醇摄入,选择易消化的食物

（1）讲究荤素合理结合,减少食物中的脂肪和胆固醇含量。胆囊切除后,因缺乏足量浓缩胆汁,若过量摄入脂肪和胆固醇,会

引起消化功能紊乱,重者出现脂性腹泻,导致营养不良。

（2）平时提倡使用植物油,避免摄入动物油,如因口感需要可适当用一些橄榄油来烹制食品。

（3）尽量少食浓肉汤、浓鸡汤、浓鱼汤等食物,减少摄入脂肪含量高的坚果类食物,如花生、瓜子、核桃、大杏仁、开心果等。

（4）严格限制动物内脏及含胆固醇高的食物,如蛋黄、鱿鱼、动物脑、鱼卵、蟹黄等。

2）规律进食,少量多餐

（1）目的是为了适应胆囊切除术后的生理改变,消化不良的症状大概会持续半年左右,随着时间的推移,胆总管逐渐扩张,会部分替代胆囊的作用,消化不良的症状也会慢慢缓解。这时饮食也就能逐步过渡到正常了。

（2）切除胆囊以后,人体会发生一些变化,机体的代偿性变化是适应消化的需要,一般需要 2～3 个月。在此期间消化吸收脂肪的功能会暂时受到一定的影响。

（3）对于胆囊切除的人,进食脂肪的量要适当地加以限制（即所谓低脂饮食）,应采取少吃多餐的办法,尤其不宜一次吃太多的动物脂肪食物,如肥肉、猪蹄等。

（4）2 个月以后,根据对食物的反应,可以逐渐适当增加,经过一段时间适应后,对脂肪食物也就不会有任何反应了。

3）增加富含蛋白质、维生素的食物摄入

（1）增加如瘦肉、水产品、豆制品等的食物的摄入,补充充足的蛋白质,有利于修复因胆囊炎和胆石症引起的肝细胞损害。

（2）多吃富含膳食纤维、维生素的食物,以满足人体新陈代谢的需要,每天蔬菜摄入量应大于 500 g,水果至少有 2 种。

（3）蔬菜水果富含维生素和矿物质,有助于改善患者的代谢紊乱,利于康复;富含膳食纤维。可以减少胆固醇的形成,减少脂肪和糖的吸收，从而起到减低血脂和血糖的作用。

4）烹饪应力求清淡

（1）最好采用清炖、蒸煮、煨汤等方法，避免油炸、烧烤、烟熏、半生半熟的烧煮方法。

（2）尽量少用调味品，这样才适合手术后胆道功能的改变，减轻消化系统的负担。

三、舒适护理小贴士

1．"胆囊炎"为什么找到你

（1）工作压力大的人群，生活方式通常不规律，往往有不同程度的神经调节和代谢障碍，影响胆囊的正常收缩和舒张，使胆汁的排泄不通畅。

（2）肥胖人群，由于脂肪代谢紊乱，更容易刺激胆囊强烈收缩。

（3）如果同时患有有感染、消化不良、结石等疾病就更容易诱发胆囊炎了。

（4）绝经期前的中年妇女，因为内分泌改变的关系，常常影响胆汁的分泌和调节。

（5）以上人群得胆囊炎的机会要比其他人群更多一些。

2．如何预防胆囊炎

（1）有规律地进食是预防胆囊炎的最好方法：尽量减少油腻的饮食和大鱼大肉，更切忌暴饮暴食，多进食清淡易消化的食物；按时用餐，也可少食多餐；另外新鲜水果和蔬菜的补充非常重要，不仅可以促进肠蠕动、清除胃肠道垃圾，还可以补充人体所需维生素，增强抵抗力。

（2）适度营养并适当限制饮食中脂肪和胆固醇的含量。可选择瘦肉、鸡肉、鱼肉及蔬菜、水果等低脂肪、低胆固醇食物，同时应多饮水，促进胆汁的排出。但不可一味食素，如果长期只吃素菜就容易造成胆囊内胆汁排泄减少，胆汁过分浓缩淤积，有利于细菌的生长繁殖，破坏了胆汁的稳定性，从而导致和加速胆石的形成，使胆囊炎患者病情加重。

（3）保证摄入足够量的蛋白质。蛋白质在人体扮演着十分重要的角色，尽量选取优质蛋白如鱼、虾、牛肉、羊肉等，在增强抵抗力的同时减轻胆道的负担。

（4）讲究卫生，防止细菌和肠道蛔虫的感染。注意饮食卫生，不食生冷和过期的食品，食物应充分煮熟后方可食用，尽量远离烧烤类和烟熏类食物。如怀疑患有肠蛔虫症和胆道蛔虫症，请前往医院积极接受治疗。

（5）保持胆囊的收缩功能，防止胆汁长期淤滞，同规律饮食密不可分，早餐尽量限制在上午 10 点之前，夜间是消化道休息的时间，减少夜间食物的摄入。

（6）坚持锻炼身体，适当参加体育活动或工作，但不可过量。因为大量活动造成的疲劳是临床上胆囊炎发作的常见诱因，且活动量大，消耗多，需补充高能的食物，这样会大大增加胆囊的负担。

第十节　胰腺炎

一、概述

1. 病因

急性胰腺炎是多种病因导致胰酶在胰腺内被激活后引起胰腺组织自身消化、水肿、出血，甚至坏死的化学性炎症反应。以急性腹痛、发热伴恶心、呕吐、血与尿淀粉酶增高为特点，是常见的消化系统急症之一。按病理变化分为水肿型和出血坏死型，大多数为水肿型，可见胰腺肿大、间质水肿、充血等。20%～30%患者为出血坏死型。其中以成年人居多,平均发病年龄 55 岁。急性胰腺炎通常在饱腹或大量饮酒后发生,我国胆道疾病为急性胰腺炎常见病因。

2. 临床表现

水肿型胰腺炎症状相对较轻,呈自限性,预后良好,称为轻症急性胰腺炎。出血坏死型胰腺炎起病急、症状严重、变化迅速,常伴有休克及多种并发症,称为重症急性胰腺炎。

(1)腹痛——本病的主要表现和首发症状,通常在饱餐或大量饮酒后发生,突发左上腹剧痛,向左肩及腰背部放射,弯腰抱膝可减轻疼痛,服用一般胃肠解痉药不能缓解,进食可加剧。

(2)恶心、呕吐——90%患者伴恶心、呕吐,呕吐后腹痛不缓解。呕吐物通常是胃内容物,也可是胆汁样。腹胀以上腹部为主。

(3)发热、低血压或休克——患者多有中等程度上的发热,持续 3～5 天;重症出血坏死型患者在起病后数小时可突然出现低血压或休克:提示胰腺大片坏死,患者烦躁不安,皮肤苍白、湿冷等。

二、舒适护理指导

1. 休息与活动指导

(1)休息——患者绝对卧床休息,保证睡眠时间,以降低代谢率,增加脏器血流量,促进组织修复和体力恢复。

(2)体位——协助患者选择舒适的体位,如弯腰、屈膝仰卧,以减轻疼痛,鼓励患者翻身,同时注意并防止因剧痛而辗转不安而坠床。

2. 饮食护理

1)逐渐过渡

(1)轻中度急性胰腺炎,患者禁食 1～3 天,腹痛、恶心、呕吐基本消失后,可开始进食少量流质,以清淡米汤为宜。

（2）重症患者则须长时间禁食,等到血尿淀粉酶恢复正常,恶心、呕吐停止,腹痛消失后,再酌情进食少量无脂流质。明显腹胀者行胃肠减压,防止进食刺激胃酸分泌,进而刺激胰腺分泌消化酶,加重胰腺炎症。

2）补充热量、营养支持

（1）禁食期间应予以输液,必要时可给予全胃肠外营养以维持水电解质和热量供应。

（2）禁饮期间口渴时可含漱或湿润口唇以保持口腔清洁,以防止继发感染。

3. 对症护理

1）疼痛护理

（1）剧烈疼痛时注意安全,必要时遵医嘱给予镇痛、解痉药。

（2）遵医嘱禁食给予胃肠减压,记录 24 小时出入量,保持管道通畅。

2）恶心、呕吐护理

（1）取侧卧位或平卧,头偏向一侧。

（2）呕吐后协助患者漱口,及时清理呕吐物并更换污染的衣物、被服;

（3）开窗通风,减轻呕吐物的气味。

（4）遵医嘱给予解痉、止吐治疗。

3）腹腔灌洗引流管护理

（1）妥善固定引流管。

（2）检查引流管挤压以保持引流通畅。

三、舒适护理小贴士

出院注意事项

1）饮食

（1）绝对禁止饮酒和进食辣椒,浓茶,咖啡等刺激性食物,禁食高脂肪食物。

（2）以清淡食物为主，少吃油腻制品。

（3）避免高糖食物如蜂蜜、糖果。

（4）同时要特别注意饮食卫生，预防肠道感染。

（5）避免暴饮暴食及酗酒；大量饮酒、进食过多的脂肪性食物，势必加重胰腺的分泌功能。

2）体力活动

（1）出院4～6周须避免举重物和过度疲劳；注意休息，劳逸结合，适当锻炼。

（2）选择适合自己的运动方式、时间。如运动时间在饭后1 h，运动方式以散步、慢跑、打太极拳、骑自行车等有氧运动，循序渐进增加运动量。

（3）保持心情舒畅，避免生气大怒；积极预防和治疗胆道疾病。

3）随访复查

（1）出院后1个月、3个月、半年复查一次。如出现持续性腹痛，阵发性加剧并伴有恶心、呕吐等症状时，应及时来院就诊。

（2）胰腺炎恢复期，炎症只是局限化了，而炎性渗出物往往需要3～6个月才能完全吸收。在此期间，有一些患者可能会出现胰腺囊肿、胰瘘等并发症。

（3）如果患者发现腹部肿块不断增大，并出现腹痛、腹胀、呕血、呕吐等症状，则需及时就医。

第四章　肺部疾病的舒适护理

概　述

肺部疾病是肺脏本身的疾病或全身性疾病的肺部表现。呼吸系统由呼吸道(鼻、咽、喉、气管和各级支气管)和肺泡组成。肺脏是呼吸系统的主要器官,肺部疾病属于呼吸系统疾病(见图 4-1)。

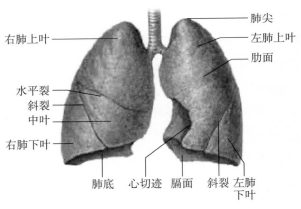

图 4-1　肺

1. 呼吸系统的结构、功能

肺是呼吸系统的一部分,功能是进行气体交换,良好的肺功能是维持生命的保障。人类的肺脏分左、右两部分,分别占据左、右胸腔的绝大部分体积。从解剖角度,右肺可以分为上、中、下 3叶,左肺则仅有上、下两叶。每个肺叶都有独立的支气管和血液供应(动、静脉)，结构和功能均相对独立。在纤维结构上，肺主要由"海绵"样的组织组成，具有非常大的内表面，这些内表面就是气体交换的场所。

2. 肺的呼吸功能

肺具有肺通气与肺换气功能。肺通气是指外环境与肺之间的气体交换，通过呼吸肌运动引起的胸腔容积的改变，使气体有效地进入或排出肺泡；肺换气是利用肺泡与肺毛细血管血液之间的气体分压差交换，主要是通过肺泡内呼吸膜，以气体弥散方式进行。吸入氧气，排出二氧化碳，称为气体交换，是肺最重要的功能。

3. 呼吸系统的防御、免疫功能

呼吸系统具有防止有害物质入侵的防御功能。通过上呼吸道的加温、湿化和过滤作用，调节和净化吸入的空气；呼吸道黏膜和黏液纤毛运载系统，参与净化空气和清除异物；咳嗽反射、喷嚏和支气管收缩等反射性防御功能可避免吸入异物；肺泡巨噬细胞为主的防御力量，对各种吸入性尘粒、微生物等有吞噬和中和解毒作用；呼吸道分泌的免疫球蛋白、溶菌酶等在抵御呼吸道感染方面起着重要作用。

4. 进行血液循环

肺有肺循环、支气管循环双重血液供应。肺循环：由肺动脉、肺毛细血管和肺静脉组成，称为功能血管，进行气体交换。支气管循环：由支气管动脉和静脉构成，称为营养血管。

5. 呼吸运动的调节

(1)呼吸中枢，呼吸中枢在延髓，吸气和呼气两组神经元交替兴奋形成呼吸周期。

(2)呼吸运动的化学调节，是指动脉血或脑脊液中氧气、二氧化碳和 H^+ 对呼吸的调节作用。

第一节　呼吸道感染

一、概述

急性上呼吸道感染是鼻腔、咽、喉部急性炎症的总称，是呼吸道最常见的一种疾病。一般病情较轻，病程较短，预后良好，但发病率高，具有一定传染性。本病冬、春季节多发，常在气候突变时流行，对工作劳动影响较大。部分患者可引起肾炎、风湿病等疾病。

1. 病因

急性上呼吸道感染 70%～80% 是由病毒引起。常见病毒有流感病毒、副流感病毒等。细菌感染可伴发或继发于病毒感染之后，以溶血性链球菌多见。受凉、淋雨、过度疲劳等诱因使全身或呼吸道局部防御功能降低时，原已存在于上呼吸道或从外入侵的病毒细菌迅速繁殖，通过含有病毒、细菌的飞沫或用具传播，引起发病。

2. 临床表现

（1）普通感冒：俗称"伤风"或"感冒"。潜伏期 1～3 日，起病较急，早期有咽干、喉痒，继而出现打喷嚏塞、流涕，可伴咽痛。有时由于耳咽管炎使听力减退，伴有流泪、呼吸不畅、声音嘶哑、干咳或咳少量黏液。可有全身不适，轻度畏寒或头痛，食欲缺乏，便秘或腹泻，鼻和咽部黏膜轻度充血和水肿，少致患者可伴发单纯性疱疹。本病常能自限，如无并发症，1 周左右痊愈。

（2）病毒性咽炎和喉炎：咽、喉部发痒和烧灼感，单纯咽炎无明显疼痛。有吞咽疼痛时，常提示有链球菌感染。伴发喉炎时，可有声音嘶哑，说话困难，咳嗽时疼痛加剧，常有发热、乏力和咳嗽。

（3）细菌性咽-扁桃体炎：起病急，有明显咽痛、畏寒、发热，体温可达 39℃以上。咽部明显充血，扁桃体充血、肿大，表面有黄色点状渗出物，颌下淋巴结肿大、压痛。

二、舒适护理指导

1. 生活护理

（1）多休息，多饮水，补充足够的热量，给予清淡易消化的食物。

（2）注意保暖，病室保持空气流通。

（3）与呼吸道疾病患者隔离，避免交叉感染。

2. 病情观察

（1）注意观察病情，警惕并发症。

（2）如有耳痛、耳鸣、听力以退、外耳道流脓等，提示有中耳炎发生。

（3）若患者发热、头痛加重，伴脓涕，鼻窦有压痛应考虑鼻旁窦炎。

（4）恢复期若出现眼睑水肿、心悸、关节病等症状，要考虑肾炎、心肌炎或风湿性关节炎，应及时就诊。

3. 对症处理

（1）体温超过 39℃需物理降温，如头部冷敷、冰袋置于大血管部位、冰水或乙醇擦浴等。

（2）必要时应用药物（如复方阿司匹林、感冒冲剂）降温，年老体弱者不宜连续使用退热药。

（3）发热患者唾液分泌减少，机体抵抗力下降，易引起口腔黏膜损害或感染，加强口腔护理。

（4）退热时患者常大汗淋漓应及时补充液体，并擦身换衣，防止虚脱而受凉。

4. 用药护理

(1) 应用抗生素时,注意观察有无迟发过敏反应发生。

(2) 对于应用解热镇痛药者,注意避免大量出汗引起虚脱等。

三、舒适护理小贴士

1. 正确认识抗生素

(1) 抗生素是一种具有杀灭或抑制细菌生长的药物,但是抗生素并不是万能药。

(2) 抗生素对病毒几乎无效,仅适用于细菌引起的疾病,所以由病毒感染引起的上呼吸道感染不必使用抗生素。

2. 预防呼吸道感染的方法

(1) 寒冷季节或气候骤然变化时,应注意保暖,外出戴口罩,避免寒冷空气刺激。

(2) 注意劳逸结合,避免过度疲劳,加强锻炼,增强体质。

(3) 保持室内空气新鲜、阳光充足。

(4) 在流行季节,尽量少去人群密集的公共场所。

第二节 肺 炎

一、概述

肺炎是指终末气道、肺泡和肺间质的炎症。主要症状为发热、咳嗽、咳痰、痰中带血,可伴胸痛或呼吸困难等。

1. 病因

多数起病急骤,常有受凉淋雨、劳累、病毒感染等诱因,约 1/3

患病前有上呼吸道感染。病程 7～10 天。

2. 临床表现

（1）寒战与高热——典型病例以突然寒战起病,继之高热,体温可高达 39～40℃,呈稽留热型,常伴有头痛、全身肌肉酸痛,食欲缺乏。抗生素使用后热型可不典型,年老体弱者可仅有低热或不发热。

（2）咳嗽与咳痰——初期为刺激性干咳,继而咳出白色黏液痰或带血丝痰,经 1～2 天后,可咳出黏液血性痰或铁锈色痰,也可呈脓性痰,进入消散期痰量增多,痰黄而稀薄。

（3）胸痛——多有剧烈胸痛,常呈针刺样,随咳嗽或深呼吸而加剧,可放射至肩或腹部。

（4）呼吸困难——由于肺实变通气不足、胸痛以及毒血症而引起呼吸困难、呼吸快而浅。病情严重时影响气体交换,使动脉血氧饱和度下降而发绀。

（5）其他症状——少数患者有恶心、呕吐、腹胀或腹泻等胃肠道症状。严重感染者可出现神志模糊、烦躁、嗜睡、昏迷等。

二、舒适护理指导

1. 促进排痰,改善呼吸

（1）气急者给予半卧位,或遵医嘱给予氧气吸入,流量 2～4 L/min,改善呼吸。

（2）痰黏稠不易咯出时,可给予雾化吸入,或遵医嘱给予祛痰剂,以稀释痰液。

（3）配合翻身拍背促进痰液排出。

2. 休息与饮食

（1）应卧床休息,保持病室环境舒适,空气流通及适宜的温度、相对湿度。

（2）鼓励患者多饮水,高热寒战时适当增加被褥,应用暖水袋等保暖。

（3）少量多餐,进食优质蛋白、高热量、高维生素的饮食。例如,蛋类、动物肝脏、糙米、玉米面、荞麦面、水果和蔬菜等,可多给予木耳、紫菜、海带和蘑菇等。

（4）忌烟酒、忌过咸食物。烟、酒和过咸食物的刺激,易引发支气管的反应,加重咳嗽、气喘等症状。

3. 对症处理

（1）高热者于头部、腋下、腹股沟等处置冰袋物理降温或酒精擦浴降温,或遵医嘱给予小剂量退热药,同时需补充液体,以防脱虚。

（2）明显腹胀患者,给予腹部热敷或肛管排气。

（3）胸痛时帮助患者侧卧位。

（4）选择合适的漱口溶液,加强口腔护理,抑制细菌的生长和口腔溃疡的发生。

4. 病情观察

（1）遵医嘱使用抗生素,注意观察疗效和不良反应。

（2）高热常在抗菌药物治疗后 24 小时内消退,或数日内逐渐下降,如体温 3 天后不降或降而复升时,应考虑并发症或其他疾病存在的可能性,如脓胸,心包炎,关节炎等。

5. 休克型肺炎的处理

（1）如发生感染性休克,密切观察生命体征,血气分析及尿量等变化。

（2）按医嘱应用抗休克及抗感染药物。

（3）去枕平卧位,减少搬动,注意保暖,忌用热水袋(防止血管扩张致血压下降)。

（4）迅速建立静脉通路,保持通畅,输液速度不宜太快,防止心力衰竭、肺水肿发生。

（5）病情好转时表现为意识逐渐清醒，表情安静，口唇红润，皮肤及四肢变暖，脉搏有力，呼吸平稳而规则，血压回升，尿量增多。

三、舒适护理小贴士

1. 有效咳嗽的方法

（1）坐位，双脚着地，身体稍前倾。

（2）双手环抱一个枕头，进行数次深而缓慢的腹式呼吸。

（3）深吸气未屏气，然后缩唇（噘嘴），缓慢呼气。

（4）在深吸一口气后屏气 3～5 秒，身体前倾，从胸腔进行2～3次短促有力咳嗽。

（5）张口咳出痰液，咳嗽时收缩腹肌，或用自己的手按压上腹部，帮助咳嗽。

2. 胸部叩击法

（1）侧卧位，叩击者使掌侧呈杯状。

（2）以手腕力量，从肺底自下而上、由外向内、迅速而有节律地叩击胸壁。

（3）每次叩击 5～15 分钟。

（4）在餐后 2 小时至餐前 30 分钟完成。

（5）叩击时避开乳房、心脏和骨突部位。

3. 肺炎的预防

（1）开展户外活动，进行体格锻炼，增强机体抵抗力，易感者注射流感疫苗、肺炎球菌疫苗，促进机体产生特异性免疫力。尤其是加强呼吸运动锻炼，改善呼吸功能。

（2）在寒冷季节或气候骤变外出时，应注意保暖，避免着凉。

（3）加强营养，进食优质蛋白、高热量、高维生素的饮食。

（4）忌烟戒酒。

（5）注意劳逸结合，养成良好的作息习惯，避免熬夜。

第三节 肺结核

一、概述

1. 病因

结核病是由结核分枝杆菌引起的慢性传染病，可侵及许多脏器，以肺部结核感染最为常见。排菌者为其重要的传染源。人体感染结核菌后不一定发病，当抵抗力降低或细胞介导的变态反应增高时，才可能引起临床发病。

若能及时诊断，并予以合理治疗，大多可获临床痊愈。

2. 临床表现

（1）有较密切的结核病接触史，起病可急可缓。

（2）多为低热（午后最明显）、盗汗、乏力、食欲缺乏、消瘦、女性月经失调等。

（3）呼吸道症状有咳嗽、咳痰、咯血、胸痛、不同程度胸闷或呼吸困难。

二、舒适护理指导

对症护理

（1）咳嗽、咳痰——观察咳嗽的性质、时间、有无痰液产生，指导患者有效的咳嗽、咳痰；遵医嘱给予相应的止咳祛痰药；喉痒时可用局部蒸汽湿化，痰多时采取体位引流。

（2）发热——应卧床休息，多饮水；监测体温变化，必要时遵医嘱给予物理降温或给予小剂量镇静药；保持室内适宜的温度、相对湿度,空气清新,定时开窗通风,但注意勿使患者着凉。

(3)咯血——嘱患者卧床休息,床旁备好负压吸引器;给予心理安慰,使患者保持镇静,解除恐惧;注意观察有无咽痒、发绀、心悸、面色苍白等大咯血先兆,有异常及时通知医生,必要时采取抢救措施。注意观察应用止血药的疗效和不良反应;如遇大咯血,立即取头低脚高位或俯卧位,并拍背及时吸出口腔内的血块。

(4)胸痛——采取患侧卧位,遵医嘱给予止痛药。

(5)盗汗——及时擦身,更换衣服。

三、舒适护理小贴士

1. 药物治疗原则

(1)对活动性结核病坚持早期、联用、适量、规律和全程使用敏感药物的原则。

(2)早期治疗——一旦发现和确诊后立即给予药物治疗。

(3)联用——根据病情及抗结核药的作用特点,联合两种以上药物,以增强与确保疗效。

(4)适量——根据不同病情及不同个体规定不同给药剂量。

(5)规律——患者必须严格按照治疗方案规定的用药方法,有规律地坚持治疗,不可随意更改方案或无故随意停药,亦不可随意间断用药;

(6)全程——患者必须按照方案所定的疗程坚持治满疗程,短程通常为6~9个月。一般而言,初治患者按照上述原则规范治疗,疗效高达98%,复发率低于2%。

2. 预防肺结核的方法

(1)控制传染源——及时发现并治疗。

(2)切断传播途径——注意开窗通风,注意消毒。

(3)保护易感人群——接种卡介苗,注意锻炼身体,提高自身抵抗力。

3. 出院注意事项

（1）严禁随地吐痰，不要对着他人咳嗽或打喷嚏。尽可能和家人分餐、分床、分筷、分毛巾等。物品定时消毒。

（2）坚持早期、联合、规律、适量、全程五大药物治疗原则。

（3）定期复查，以便调整治疗方案。

（4）合理安排生活，保证充分的睡眠和休息时间，注意营养搭配和饮食调理。

（5）进行适当的体育锻炼，增强机体抗病能力，避免复发。

第四节　慢性阻塞性肺疾病

一、概述

慢性阻塞性肺疾病（COPD）是一种具有不完全可逆性气流受限为特征，呈进行性发展的肺部疾病。COPD 是呼吸系统的常见病和多发，由于其患病率和病死率高，因肺功能减退而严重影响患者的生活质量，加重社会经济负担，已成为一个重要的公共卫生问题。在世界范围内，COPD 的病死率居所有死因的第4 位。

1. 病因

COPD 与慢性支气管炎和肺气肿等疾病密切相关。当慢性支气管炎和肺气肿患者肺功能检查出现气流受限，并不能完全可逆时才可诊断为 COPD。如患者患有慢性支气管炎和肺气肿，而无气流受限，则不能诊断为 COPD，只视为 COPD 的高危期。

2. 临床表现

多缓慢起病，病程较长，因反复急性发作而加重。主要症状有慢性咳嗽、咳痰、喘息。开始症状轻微,如吸烟、接触有害气体、过度劳累、气候变化或感冒后,则引起急性发作或加重。

(1) 咳嗽——严重程度视病情而定,一般夜间咳嗽较重,白天较轻,晚睡前有阵咳或咳痰。

(2) 咳痰——常于清晨排痰较多,痰液一般为白色黏液或浆液泡沫样痰,偶可带血。急性发作伴有细菌感染时,可有发热、咳嗽和痰量增多,多为黏液脓性。

(3) 喘息或气急——喘息性慢性支气管是合并支气管痉挛,可引起喘息,常伴有哮鸣音。早期无气急现象。反复发作数年,并发阻塞性肺气肿时,可伴有轻重程度不等的气急,出现劳力性气促,在咳、痰、喘等症状的基础上出现逐渐加重的呼吸困难。

二、舒适护理指导

1. 舒适环境

(1) 清洁、整齐、安全、安静、舒适的环境有利于疾病恢复。

(2) 保持室温 18~20℃,相对湿度在 55%~60%。

(3) 每天进行室内通气 2 次,每次 15~20 分钟。

(4) 避免对流,以免受凉,冬季盖好被子保暖。

(5) 室内禁止吸烟,防止刺激呼吸道。

2. 湿化护理

(1) 通过湿化,增强纤毛运动能力,防止分泌物干涸结痂使痰液稀释,易于排出。

(2) 鼓励患者少量多次饮水,必要时按医嘱给予静脉补液,进水量在 2 500~3 000 ml(水肿,心衰者例外),补充充足水分有利于痰液的稀释,便于咳出。

3. 超声雾化吸入

(1) 症状轻、咳嗽有力者取半卧位,意识模糊。

（2）咳嗽无力者，取侧卧位，抬高床头 30°。

（3）在雾化杯内加生理盐水 20 ml，α-糜蛋白酶 4 000 IU、庆大霉素 8 万 IU，每日 2 次。

（4）吸入时深吸气，把药液吸入气管、支气管、肺，起到祛痰、消炎作用。

（5）如痰量多，无力咳出时要及时清除，以防窒息。

4. 腹式呼吸锻炼（见图 4-2）

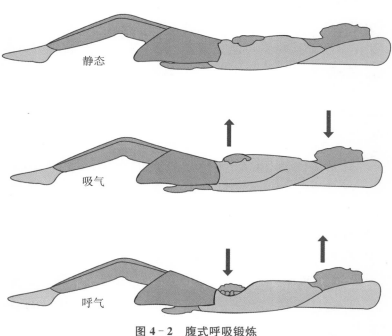

静态

吸气

呼气

图 4-2　腹式呼吸锻炼

（1）根据病情，锻炼时可取卧位、坐位或立位。以舒适为宜。

（2）全身肌肉放松，将左、右手分别放于上腹部和前胸部。

（3）吸气时用鼻子缓慢吸气，同时使腹部向外凸起，胸部不动。

（4）呼气时，用嘴或鼻慢慢呼气，腹部内凹，用手压腹部使气体呼尽。

（5）呼吸要深长而缓慢、用鼻子吸气，嘴或鼻呼气。

（6）呼气时间要长，每次吸气 2 秒左右，呼气维持 4～6 秒，最佳状态是呼气时间是吸气时间的 2～3 倍，初练者可以根据自身情况降低要求，逐渐增加。

（7）呼气的力度以能够吹动面前 30 cm 处竖起的白纸为宜。

（8）可以配合缩唇呼吸一起锻炼，每天练习 3～4 次，每次 15～30 分钟。

5. 缩唇呼吸锻炼（见图 4 - 3）

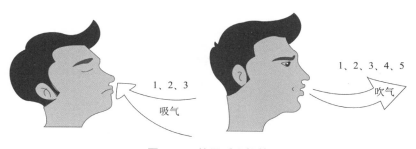

图 4 - 3　缩唇呼吸锻炼

（1）鼻子吸气，嘴巴吐气。

（2）呼气时间要长，每次吸气 2 秒左右，呼气维持 4～6 秒。

（3）每天练习 3—4 次，每次 15～30 分钟。

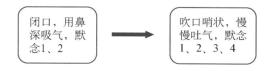

三、舒适护理小贴士

1. 氧疗护理

（1）COPD 氧疗指征（需长期吸氧的状况）：$PaO_2 \leqslant 50$ mmHg

或 $SaO_2 \leqslant 88\%$，有或没有高碳酸血症；PaO_2 55 ～ 60 mmHg 或 $SaO_2 \leqslant 88\%$，并伴有肺动脉高压、心力衰竭所致的水肿或红细胞增多症。

（2）持续低流量吸氧，1～2 L/min，每天 15 小时以上，对 COPD 慢性呼吸衰竭者可提高生活质量和生存率。

（3）氧疗方式：面罩和鼻导管（如图 4 - 4 所示）。

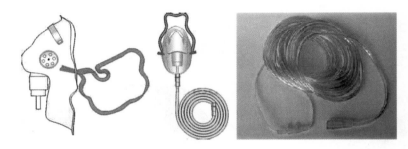

图 4 - 4　面罩和鼻导管

（4）氧疗设备：制氧机、呼吸机和氧气筒（见图 4 - 5）。

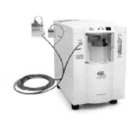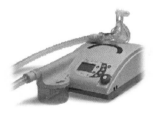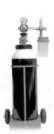

图 4 - 5　制氧机、呼吸机和氧气筒

2. 氧疗注意事项

（1）注意用氧安全，做好"四防"，即防震、防火、防热和防油。防震：氧气筒在搬运时避免倾倒撞击。防火、防热：氧气筒应放在阴凉处，周围严禁烟火及易燃品，至少距离明火 5 m，距暖气

1 m,以防引起燃烧;防油:氧气表及螺旋口勿上油,也不用带油的手装卸。

(2)使用氧气时,应先调节氧流量后应用。停用氧气时,应先拔除鼻导管或拿开面罩后关闭呼吸机或制氧机或氧气筒。

(3)湿化瓶内可放入冷开水或蒸馏水等湿化液,湿化液为瓶身 1/2～2/3。每日更换湿化瓶和湿化液。每日消毒湿化瓶。

(4)氧气筒内氧气勿用尽,压力表要至少保持 1 mPa,以免灰尘进入筒内,再充气时引起爆炸。

(5)观察反应,如心率变慢、血压回升、呼吸平稳、皮肤红润温暖、发绀消失,说明缺氧症状改善。如有不适,请及时与医院联系。

3. 戒烟

(1)戒烟是目前能够改变 COPD 预后的有效方法之一。

(2)无论是对有气流受限而没有症状的患者,还是对于重度 COPD 患者都是适用的。

(3)不要以"现在开始戒烟已经晚了"这样的借口而放弃戒烟,因为戒烟虽然不能使肺功能恢复正常,但是即使是从现在开始戒烟也能够明显延缓肺功能进行性下降速率,进而降低病死率。

4. 饮食与活动指导

(1)呼吸功的增加可使热量和蛋白质消耗增多,导致营养不良,应摄入高能量、高蛋白、高维生素的食物,如牛奶、鸡蛋、瘦肉、鱼虾、新鲜蔬菜和水果等。

(2)如果一次不能进食较多食物,1 天中可分 4～5 次进餐。

(3)餐后避免平卧,有利于消化。腹胀的患者应进软食,细嚼慢咽。

(4)避免进食产气食物,如汽水、啤酒、豆类、马铃薯和胡萝卜等。避免进食易引起便秘的食物，如油炸食品、干果、坚果等。

（5）为了防止体力的下降和肌肉（尤其呼吸肌）力量的萎缩，进行适当的运动，如散步、慢跑、做气功、打太极拳等。

（6）潮湿、大风、严寒气候时避免外出。

（7）根据个人身体状况选择适当运动，以运动后心率不超过170－年龄为宜。如患者出现不适，应立即停止活动，并使用起效快的吸入型支气管扩张药。

第五节　哮　喘

一、概述

哮喘又名支气管哮喘。支气管哮喘是由多种细胞及细胞组分参与的慢性气道炎症，此种炎症常伴随引起气道反应性增高，导致反复发作的喘息、气促、胸闷和（或）咳嗽等症状，多在夜间和（或）凌晨发生。此类症状常伴有广泛而多变的气流阻塞，可以自行或通过治疗而逆转。

1. 病因

支气管哮喘的病因包括过敏因素、非特异性理化因子、微生物感染、过度劳累、精神因素（情绪波动）、职业性因素、气候因素等。

2. 临床表现

（1）发作性咳嗽、胸闷及呼吸困难。部分患者咳痰，多于发作趋于缓解时痰多，如无合并感染，常为白色黏痰，有时呈米粒状或黏液柱状。

（2）发作时的严重程度和持续时间个体差异很大，轻者仅有胸部紧迫感，持续数分钟；重者极度呼吸困难，持续数周或更长时间。

（3）症状的特点是可逆性，即经治疗后可在较短时间内缓解，部分自然缓解，当然，少部分不缓解而呈持续状态。

（4）发作常有一定的诱发因素。不少患者发作有明显的生物规律，每天凌晨 2:00～6:00 发作或加重，一般好发于春夏交接时或冬天，部分女性（约 20%）在月经前或其间哮喘发作或加重。要注意非典型哮喘患者。有的患者常以发作性咳嗽为唯一的症状，临床上常易误诊为支气管炎；有的青少年患者则以运动时出现胸闷，气喘为唯一的临床表现。

二、舒适护理指导

1. 缓解期护理

（1）吸烟的患者首先要戒烟，吸烟者比不吸烟者慢性支气管炎发病率高许多倍，戒烟后患者的肺功能有较大改善，同时也要避免被动吸烟。

（2）加强身体锻炼，增强机体的抵抗力。运动量要根据自身情况而定。每天早晨可散步、打拳、慢跑等，这样能呼吸新鲜空气，促进血液循环，冬季锻炼能提高呼吸道黏膜对冷空气的适应能力。

（3）合理调节室温，预防感冒，冬季室内温度不宜过高，否则与室外温差大，易患感冒。夏天，不宜贪凉，使用空调温度要适中，否则外出易患"热伤风"诱发支气管炎发作，流感流行季节，尽量少到人群中去，大量出汗不要突然脱衣，以防受凉，注意随季节改变增减衣服，老年人可注射流感疫苗，减少流感感染机会。

2. 环境与体位

（1）环境布置力求简单，空气新鲜、阳光充足，温度、相对湿度适宜，避免接触过敏原，不放花草，避免使用刺激性强的消毒液。

（2）哮喘发作，体位是一个重要因素。选择舒适的卧位。例如，仰卧位可引起哮喘患者进行性气流受阻，而侧卧位可避免或减少发作。

（3）哮喘发作时，护士应协助患者取半卧位或坐位，使膈肌下降，这样有利于呼吸肌的活动，以加大肺活量，减轻呼吸困难。

（4）经常调整体位，使患者有一个较舒适的坐卧位，减轻患者的疲劳，保持舒适。

（5）睡眠时可给予半卧位，以减少夜间哮喘的发作次数。

3. 氧疗护理

（1）患者缺氧症状明显或发绀应立即吸氧，给予鼻塞或面罩吸氧，一般氧流量为 2～4 L/min，根据病情调整氧流量。

（2）护士应每 15～30 分钟巡视 1 次，保证用氧安全有效，仔细观察氧疗效果。

（3）吸氧过程中要注意有无血气变化，吸入的氧气要充分湿化，湿化液温度应保持在 32～37℃之间，注意导管的通畅，以免因导管阻塞而达不到给氧目的。

4. 用药护理

（1）激素是目前控制哮喘最有效的药物。

（2）β_2 受体激动剂是控制哮喘急性发作的首选药。

（3）重症哮喘患者静脉用药时，应观察有无局部血管刺激症状、胃部不适及激动失眠等，尤其是连日静脉大量用药的患者。

（4）大量补液时，补液速度不宜过快，补液期间应加强巡视，保证液体入量。

（5）吸入法因作用直接等多种优点为最佳选择使用的方法。

（6）用药同时应观察患者有无心悸、骨骼肌震颤等不良反应。

5. 饮食护理

（1）饮食宜清淡，少刺激，不宜过饱、过咸、过甜，忌生冷、酒、辛辣等刺激性食物。

（2）给予营养丰富的清淡饮食，多吃水果、蔬菜。

（3）禁止摄入引起哮喘发作的食物，如鱼、虾、蟹及蛋类、牛奶等。

（4）过敏性体质者宜少食异性蛋白类食物，一旦发现某种食物确实可诱发患者支气管哮喘发病，应避免进食，宜多食植物性蛋白，如豆类及豆制品等。

（5）饮食要保证各种营养素的充足和平衡，特别应增加抗氧化营养素如 β-胡萝卜素、维生素 C、维生素 E 及微量元素硒等。

（6）防止呼吸道感染，调节免疫功能亦很重要，应注意季节性保暖，经常吃食用菌类能调节免疫功能，可以增强人体抵抗力，减少支气管哮喘的发作。

6．病情观察

（1）密切观察哮喘发作先兆症状，如胸部发紧、呼吸不畅、喉部发痒、干咳、精神紧张等。

（2）有先兆时症状，应立即给予少量解痉剂，以制止哮喘发作。

（3）哮喘发作伴有发绀、呼吸困难，给予持续低流量吸氧，按医嘱迅速给药，注意观察药物反应。同时配合雾化吸入疗法，特布他林雾化液 5 mg 雾化吸入，一日二次。

（4）发作严重时可给予无创呼吸机辅助通气，一日二次，一次 2 小时。

（5）必要时气管插管、辅助呼吸。有烦躁不安、精神紧张者，可给予 10％水合氯醛灌肠，但禁用吗啡和镇静剂，以免抑制呼吸。

（6）持续性哮喘，由于细小支气管高度痉挛，常发生阻塞性窒息。黏液栓形成或由于黏稠痰阻塞，导致呼吸衰竭。应注意：①及时纠正脱水。由于进食少，多汗及呼吸频率快，水分大量蒸发,造成脱水,使呼吸道干燥,痰液无法咳出而造成窒息。因此,嘱患者多饮水,必要时补液 2 500～3 000 ml/d。但注意控制输液速度,以免引起心功能不全;②纠正低氧血症。一般哮喘可在入睡前吸氧 1～2 小时。持续哮喘可用低流量持续吸氧;③纠正呼吸性酸中毒,注意测量血气,及时纠正呼吸衰竭和代谢紊乱。

三、舒适护理小贴士

1. 哮喘的预防——从病因开始

(1) 有 30%～40% 的支气管哮喘患者可查出过敏原,尘螨、猫狗等动物的皮垢、霉菌、花粉、牛奶、禽蛋、蚕丝、羽毛、飞蛾、棉絮、真菌等都是重要的过敏原。

(2) 非特异性理化因子,如烟、尘和植物油、汽油或油漆等气味及冷空气,可刺激支气管黏膜下的感觉神经末梢,反射性地引起迷走神经兴奋和咳嗽,在气道高反应的基础上导致支气管平滑肌痉挛。

(3) 感冒和上呼吸道感染是最常见的诱因,冬春季节或气候多变时更为明显。呼吸道感染,尤其是病毒感染更易引致小儿哮喘发作。

(4) 突击性强烈的或长时间的体力劳动,紧张的竞技性运动,均可诱发哮喘。

(5) 情绪波动可以成为诱因。诸如忧虑、悲伤、过度兴奋甚至大笑也会导致哮喘发作。

(6) 职业性因素这方面涉及面广,如制药工业、化工企业中工作的工人,对某些药物或原料过敏,医护人员对某些药物过敏等。

(7) 寒冷季节容易受凉而导致呼吸道感染,或天气突然变化或气压降低,都可激发支气管哮喘发作。

(8) 支气管哮喘的预防重点在于缓解期的身体调理保护。

2. 都保三步吸入法(见图 4 - 6)

(1)拔出——旋松并拔出瓶盖,确保红色旋柄在下方,拿直都保。

(2)旋转装药——握住底部红色部分和读报中间部分,向某一方向旋转到底,在相反方向旋转到底,即完成一次装药听到一声"咔哒"声。

(3)吸入——先呼气,再将吸嘴至于齿间,用双唇包住吸嘴用力深长吸气,然后移开继续屏气 5 秒后恢复正常呼吸。

(4)注意事项:吸入过程中保持都保竖直放置;上药先一个方向旋转到底,再向反方向旋转到底;听到一声"咔哒"声,即完成装药;吸入药物后屏气 5 秒恢复正常呼吸后,必须漱口。

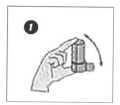
1.开盖摇匀

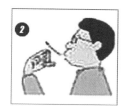
2.尽量呼气

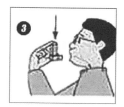
3.将喷嘴放入口内

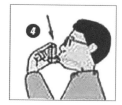
4.用力按下并深吸气

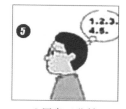
5.屏息10分钟

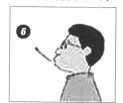
6.慢慢呼气

图 4 - 6　都保三步吸入法

3. 舒利迭准纳器使用方法(见图 4 - 7)

(1)一手握住外壳,另一手拇指向外推动准纳器的滑动杆直至发出咔哒声,表明已完成装药。

（2）握住准纳器并使远离嘴,保持平稳呼吸,尽量呼气。

（3）将吸嘴放入口中,深深地平稳吸气,将药物吸入口中,屏气约10秒。

（4）拿出准纳器,缓慢恢复呼气,关闭准纳器。

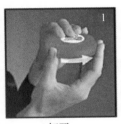 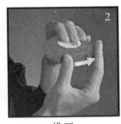 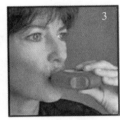

打开　　　　　　　推开　　　　　　　吸入

图4-7　舒利迭准纳器使用方法

4. 哮喘防治基本临床策略

（1）长期抗炎治疗是基础的治疗,首选吸入激素。

（2）应急缓解症状的首选药物是吸入 β_2 激动剂。

（3）规律吸入激素后病情控制不理想者,宜加用吸入长效 β_2 激动剂,或缓释茶碱,或白三烯调节剂(联合用药);亦可考虑增加吸入激素量。

（4）重症哮喘患者,经过上述治疗仍长期反复发作时,可考虑做强化治疗。即按照严重哮喘发作处理(给予大剂量激素等治疗),待症状完全控制、肺功能恢复最佳水平后逐渐减少激素用量。

5. 出院注意事项

（1）居住、工作环境要舒适,勤通风换气,如室温高且干燥可用空气加湿器,远离过敏原。

（2）饮食上应多食高维生素、高蛋白、粗纤维的食物,少吃可能引起哮喘发作的食物(如海鲜等),戒烟酒。

（3）每日进行呼吸锻炼,学会腹式呼吸。避免剧烈运动,可选择适合自己的运动,如散步、打太极拳等。

(4)保持心情舒畅,避免劳累、受凉,减少呼吸道感染。

第六节　肺源性心脏病

一、概述

肺源性心脏病(简称肺心病)主要是由于支气管-肺组织或肺动脉血管病变所致肺动脉高压引起的心脏病。根据起病缓急和病程长短,可分为急性和慢性两类。临床上以后者多见。

1. 病因

本病发展缓慢,多由支气管-肺疾病、胸廓运动障碍性疾病、肺血管疾病等引发。

2. 临床表现

临床上除原有肺、胸疾病的各种症状和体征外,主要是逐步出现肺、心功能衰竭及其他器官损害的征象。

(1)慢性肺源性心脏病是由于慢性支气管、肺、胸廓或肺动脉血管慢性病变所致的肺循环阻力增加、肺动脉高压,进而使右心肥厚、扩大,伴或不伴右心功能衰竭的心脏病。

(2)急性肺源性心脏病主要是由肺动脉主干或其主要分支突然栓塞,肺循环大部受阻,以致肺动脉压急剧增高、急性右心室扩张和右心室功能衰竭的心脏病。按其功能的代偿期与失代偿期进行分述。

① 肺、心功能代偿期(包括缓解期)——此期主要是慢性阻塞性肺疾病(简称慢阻肺)的表现。慢性咳嗽、咳痰、气急,活动后心悸、呼吸困难、乏力和劳动耐力下降。

② 肺、心功能失代偿期(包括急性加重期)——本期临床主要

表现以呼吸衰竭为主,有或无心力衰竭。

二、舒适护理指导

1. 急性加重期处理

(1)控制感染——参考痰菌培养及药物敏感试验选择抗生素。原则上选用窄谱抗生素为主,选用广谱抗生素时必须注意可能的继发真菌感染。控制呼吸道感染是治疗肺心病的重要措施。

① 应保持呼吸道通畅,可给氧气吸入,痰多时可行雾化吸入;

② 无力排痰者及时吸痰,协助患者翻身;

③ 按医嘱应用抗生素,注意给药方法和用药时间,输液时应现用现配,以免失去疗效;

④ 做好 24 小时出入量记录,对于全身水肿患者,注射针眼处应压迫片刻,以防感染。用利尿剂时,需观察有无水电解质紊乱及给药效果。

(2)氧疗——通畅呼吸道,纠正缺氧和二氧化碳潴留。

(3)控制心力衰竭——肺心病患者一般在积极控制感染、改善呼吸功能后心力衰竭便能得到改善。患者尿量增多,水肿消退,肿大的肝缩小、压痛消失。不需加用利尿剂,但对治疗后无效的较重患者可适当选用利尿、强心或血管扩张药。

(4)控制心律失常——一般心律失常经过治疗肺心病的感染、缺氧后可自行消失。如果持续存在可根据心律失常的类型选用药物。

2. 症状护理

(1)病情加重出现肺性脑病者可行气管插管进行人工呼吸机通气。

(2)咳痰时,鼓励咳嗽、排痰、更换体位,保持呼吸道通畅。

(3)合并意识障碍时要做到:保持呼吸道通畅,按时翻身、拍背、吸痰;做好皮肤及口腔护理;备好气管插管或气管切开用物。

（4）保持呼吸道通畅，对清醒患者应鼓励咳嗽排痰，痰液黏稠者可行雾化吸入后排痰。意识障碍者应予吸痰，必要时行气管插管或切开。

（5）合理用氧，给予持续低流量吸氧。

（6）正确记录和计算静脉输液量和滴速，以免加重心脏负担诱发心衰。

（7）适当卧床休息、避免劳累。不宜饱餐、限制钠盐摄入。

（8）戒烟以控制慢性支气管炎的加重。

（9）建立良好的护患关系，与患者多交流，使患者树立起战胜疾病的信心。

3.　病情观察

（1）监测呼吸频率、节律、深度及体温、脉搏、血压情况、神志、精神变化、出入量等。

（2）观察并记录痰的颜色、性质、气味、量及日常活动的耐受水平。

（3）观察感染的症状和体征、皮肤完整性。

4.　基础护理

（1）病室保持整洁、光线充足，经常开窗，空气对流，温度、相对湿度要适当。

（2）对长期卧床患者应预防压疮发生，保持皮肤清洁，每4小时按摩受压部位或给予气垫床，骨突部位垫棉垫圈或气圈，每日早晚用温水擦洗臀部，经常为患者翻身，更换衣服。

（3）保证营养供给，做好口腔护理，防止口腔溃疡、细菌侵入，必要时用朵贝尔液漱口。

三、舒适护理小贴士

1.　肺源性心脏病的预防

（1）积极采取各种措施提倡戒烟。

（2）积极防治原发病的诱发因素，如呼吸道感染、各种过敏原，有害气体的吸入等。注意防寒保暖。

（3）选择合适的体育锻炼方法，如打太极拳、散步等，增强患者的免疫功能，减少或避免急性加重期的发生。

2. 休息与活动指导

（1）患者心肺功能代偿良好时，可让患者适当参加体能锻炼，但不易过度活动，还应注意休息。

（2）当患者出现呼吸困难、发绀、水肿等症状加重时、心肺功能失代偿时，应绝对卧床休息或半坐卧位，抬高床头减轻呼吸困难，给低流量持续氧气吸入。

3. 饮食指导

（1）限制钠盐摄入，鼓励患者进高蛋白、高热量、维生素饮食。

（2）忌辛辣刺激性食物，戒烟、酒。

（3）出汗多时应给钾盐类食物。

（4）不能进食者可行静脉补液，速度不宜过快，以减轻心脏负担。

第七节 肺 癌

一、概述

肺癌发病年龄大多在 40 岁以上，发病率为男性肿瘤的首位，由于早期诊断不足，致使预后差。近 50 年来许多国家都报道肺癌的发病率和病死率均明显增高，男性肺癌发病率和病死率均占所有恶性肿瘤的第 1 位，女性发病率占第 2 位，病死率占第 2 位。

1. 病因

肺癌的病因至今尚不完全明确，大量资料表明，长期大量吸烟与肺癌的发生有非常密切的关系。

2. 临床表现

肺癌的临床表现比较复杂,症状和体征的有无、轻重及出现的早晚,取决于肿瘤发生部位、病理类型、有无转移及有无并发症,以及患者的反应程度和耐受性的差异。

肺癌早期症状常较轻微,甚至可无任何不适。中央型肺癌症状出现早且重,周围型肺癌症状出现晚且较轻,甚至无症状,常在体检时发现。

肺癌的症状大致分为:局部症状、全身症状、肺外症状、浸润和转移症状(见表 4-1)。

表 4-1 肺癌的症状和具体表现

症状	具 体 表 现
局部症状	咳嗽是最常见的症状,以咳嗽为首发症状者占 35%~75% 以痰中带血或咯血为首发症状者约占 30%,特征为间断性或持续性、反复少量的痰中带血丝或少量咯血 以胸痛为首发症状者约占 25%,常表现为胸部不规则的隐痛或钝痛 胸闷、气急,约有 10% 的患者以此为首发症状,多见于中央型肺癌 有 5%~18% 的肺癌患者以声嘶为第一主诉,通常伴随有咳嗽
全身症状	以发热首发症状者占 20%~30%,一为炎性发热,二为癌性发热 肺癌晚期表现为消瘦和恶病质
肺外症状	由于肺癌所产生的某些特殊活性物质(包括激素、抗原、酶等)而出现:肺源性骨关节增生症、与肿瘤有关的异位激素分泌综合征、皮肤病变(黑棘皮病和皮肤炎)、心血管系统凝血机制异常、血液学系统(慢性贫血、紫癜、类白血病样反应)

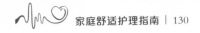

（续表）

症　状	具　体　表　现
浸润和转移症状	淋巴结转移、胸膜受侵和（或）转移、上腔静脉综合征、肾脏、消化道及骨转移、中枢神经系统症状、心脏受侵和转移、周围神经系统症状

二、舒适护理指导

1. 疼痛护理——"三阶梯"疗法

（1）三阶梯用药是镇痛药临床应用中应当遵循的重要原则，它符合科学的合理用药基本。

（2）由于强调按疼痛程度依照相应的阶梯给药，不仅增加了用药的选择机会，还能最大限度减少药物依赖的发生，减少药物的不良反应。

2. 三阶梯疗法的原则

1）口服给药

（1）止痛治疗应从最简单的剂量方案和最无创伤的治疗手段开始。

（2）在可能的情况下，力争口服给药，此法最简便、经济。

（3）有自理能力的患者都应当在医生指导下尽量口服给药，不必去医院注射治疗。

（4）口服给药痛苦小，既可免除创伤性给药带来的不适，又能增加患者独立性，便于患者长期用药。

（5）阿片类止痛药物有多种剂型，若患者不能口服，则可选用直肠或无创性给药途径。

（6）只有在以上方法不适合或无效时，再考虑肠道外给药途径。

（7）阿片类止痛剂口服给药时吸收慢，峰值较低，不易产生药物依赖性。

2）按时给药

（1）按阶梯用药的意思是说使用止痛药时，应当像上台阶一样，一级一级地拾级而上，由弱到强。

（2）除非是重度疼痛，一般应首选非阿片类药物，这是三级阶梯的第一级，用于轻至中度疼痛。

（3）如果达不到止痛，或疼痛继续加剧，则升高到第二级，在非阿片类药物的基础上加上弱阿片类药物。

（4）若疼痛仍未能控制或继续加剧，则应进入第三级，用强阿片类替换弱阿片类药物，也可同时加用非阿片类药物，后者既能增加阿片类药物的止痛效果，又可减少阿片类药物的用量。

（5）非阿片类镇痛药、辅助药物可用于任何阶梯，对晚期癌症患者提倡用阿片类＋非阿片类＋辅助药的方法。

3）按阶梯给药

（1）按时给药即按药物的有效作用时间给药，而不是按需给药。如每隔 4 小时一次。

（2）理由之一是必须注重药物的持续作用，只有按时给药才能保证药物在体内维持较平稳的血药浓度，持续有效地缓解疼痛，又可避免产生欣快感，不易成瘾，同时还减少不良反应。

（3）理由之二是采用"痛时给药"，其药物浓度至有效止痛阈值以下时再给药就太晚了，患者会出现疼痛。当疼痛已发展至较严重程度时再止痛，效果欠佳，且需较大剂量才能控制疼痛。

（4）"痛时给药"是癌痛治疗的大忌。按时定期给药不仅可减少疼痛发生次数，减少全天的总需要量。如果因为患者暂时不痛就停止服药，这样可能会降药物的镇痛作用，增加药物的毒性作用和不良反应。

4）药物剂量个体化

（1）个体化用药应以患者达到有效镇痛为标准来调整。

（2）由于存在个体差异,不同人群、不同性别、不同年龄的患者,对药物的敏感性都会有一定的差异,因此用药剂量不应当受推荐剂量标准的限制。

（3）根据患者的忍受程度,以完全解除痛苦来用药为每一位癌病患者制订合理的个体化的治疗方案是癌痛药物治疗的关键。

（4）一般来说,除了第三阶梯的阿片类药物可在使用中根据患者的情况增减剂量外,第一阶梯的消炎止痛药剂量不宜过分增加,否则其药物不良反应可能相应地大大增加。

（5）阿片类药物没有标准量,凡能使疼痛得到缓解的剂量就是正确剂量。

3. 饮食护理

（1）癌肿可使热量和蛋白质消耗增多,导致营养不良,应摄入高能量、高蛋白、高维生素的食物,如牛奶、鸡蛋、瘦肉、鱼虾、新鲜蔬菜和水果等。

（2）少量多餐,如果一次不能进食较多食物,1天中可分4～5次进餐。

（3）餐后避免平卧,有利于消化。

（4）腹胀的患者应进软食,细嚼慢咽。

（5）避免进食产气食物,如汽水、啤酒、豆类、马铃薯和胡萝卜等。

（6）避免进食易引起便秘的食物,如油炸食品、干果、坚果等。

4. 运动护理

（1）肺癌患者在家运动时,应该注意每天保持开窗通风。

（2）选择在较暖和有阳光的房间内采取走路活动,可以绕着房间走,以自己身体感觉到不太疲劳,活动后身体微微发汗为宜。

（3）练气功，每天进行 3 次腹式呼吸的锻炼，以逐渐改善患者的肺功能情况。

（4）需要注意空气清新、温暖舒适，不能进行正常人的剧烈运动和户外运动项目。

三、舒适护理小贴士

1. 常用化疗药物可能出现的不良反应

（1）局部毒性反应——静脉炎及组织坏死等

（2）胃肠道毒性反应——恶心、呕吐、食欲缺乏等

（3）骨髓抑制——严重的骨髓抑制可加重患者贫血、感染及出血的风险。

（4）皮肤——肺癌化疗可能会出现头发脱落等，停止肺癌化疗后，脱掉的头发会重新长出；严重患者要定时活动肢体，定时翻身擦背，随时按摩受压部位及骨隆凸处，预防压疮的发生。

（5）口腔——抗癌药物多数为免疫抑制剂，患者常见口腔霉菌感染，一旦发生霉菌感染，可用制霉菌素 100 万 IU＋甘油 30 ml＋水至 100 ml，每日涂口腔数次。

2. 放疗不良反应

（1）放射性食管炎、放射性肺损伤、心脏损伤等。

（2）疲劳——放疗期间，人体耗费大量能量来进行自我康复

（3）皮肤——治疗部位的皮肤敏感，看上去发红、起皱，变得干燥。

（4）胃肠——恶心、呕吐、食欲缺乏等毒性反应。

3. 放疗注意事项

（1）使用温水和温和的肥皂；让水流过接受放疗的皮肤，不要摩擦。

（2）穿柔软的衣服，如纯棉质地或丝质衣物，在接受治疗的部

位衣服不要穿得太紧。

（3）不要摩擦、抓搔敏感部位。

（4）不要把烫的或冷的东西，如热毛巾或冰袋放在接受放疗的皮肤上。

（5）在接受治疗和治疗结束几周内，不要在接受放疗的部位上擦药粉、护肤霜、香水、除臭剂、药膏等。

第八节 气 胸

一、概述

气胸是指气体进入胸膜腔，造成积气状态，称为气胸。多因肺部疾病或外力影响使肺组织和脏层胸膜破裂，或靠近肺表面的细微气肿泡破裂，肺和支气管内空气逸入胸膜腔。多见于男性青壮年或患有慢性支气管炎，肺气肿，肺结核者。本病属肺科急症之一，严重者可危及生命，及时处理可治愈。

1. 病因

诱发气胸的因素为剧烈运动，咳嗽，提重物或上臂高举，举重运动，用力解大便和钝器伤等。当剧烈咳嗽或用力解大便时，肺泡内压力升高，致使原有病损或缺陷的肺组织破裂引起气胸。使用人工呼吸器，若送气压力太高，就可能发生气胸。

2. 临床表现

1）闭合性气胸

（1）症状的轻重取决于起病快慢、肺压缩程度和肺部基础疾病的情况。

（2）大多数起病急骤，气胸量大，或伴肺部原有病变者，则气促明显。部分患者在气胸发生前有剧烈咳嗽、用力屏气大便或提重物等的诱因,但不少患者在正常活动或安静休息时发病。

(3) 典型症状为突发性胸痛,呈针刺样或刀割样,持续时间短暂。

(4) 继之有胸闷和呼吸困难,并可有刺激性咳嗽,刺激性干咳因气体刺激胸膜所致。

2) 张力性气胸

(1) 患者常表现为精神高度紧张、恐惧、烦躁不安、气促、窒息感、发绀、出汗,并有脉搏细弱而快,血压下降、皮肤湿冷等休克状态,甚至出现意识不清、昏迷,若不及时抢救,往往引起死亡。

(2) 气胸患者一般无发热,白细胞计数升高或血沉增快,若有这些表现,常提示原有的肺部感染(结核性或化脓性)活动或发生了并发症(如渗出性胸膜炎或脓胸)。

3) 开放性气胸

以呼吸困难为突出表现,其次为胸痛和咳嗽。同时发现双侧异时性自发性气胸(即先发生一侧继之成为双侧性气胸)较双侧同时自发性气胸的发生率相对为高,达到83.9%。

二、舒适护理指导

1. 病情观察

(1) 密切观察病情变化,如果出现体温升高、寒战、胸痛加重,提示并发胸膜炎或脓气胸,应及时采集痰标本,了解感染细菌的种类,为医生选用抗生素提供依据。

(2) 在护理过程中出现脉搏和呼吸改变、皮肤发绀、大汗、四肢湿冷、血压下降、脉搏细速等休克症状,应立即进行急救。

(3) 气胸患者随时面临着生命的危险,心理处于高度的应激状态,首先要进行良好的心理护理,缓和患者的紧张情绪,有助于转危为安。

2. 氧疗的舒适护理

（1）吸氧是治疗气胸最基础、最安全的方法之一，可有效促进肺复张。吸氧因方法、时间和流量不同，对预后的影响有所不同。

（2）高浓度吸氧可加快胸腔内气体的吸收，但长期高浓度氧疗会造成患者口鼻干燥、鼻出血等，对于有慢性阻塞性肺疾病病史的患者，亦有医源性二氧化碳增高的风险。

（3）根据患者具体情况，选择适宜的氧流量。患者气急明显，$SPO_2 < 85\%$，可短时间中高流量给氧，氧流量 $4 \sim 6$ L/min，缓解患者缺氧症状；待患者气急缓解、缺氧纠正，给予持续低流量吸氧，氧流量 $1 \sim 2$ L/min，每日吸氧时间 $15 \sim 24$ 小时。

（4）使用静音式一次性氧气湿化瓶，并使用温湿的生理盐水棉签清洁湿润鼻腔，使患者舒适。

3. 饮食护理

（1）进食少量流质饮食，逐步增加至半流质、全量流质。

（2）给予高蛋白、高热量、高维生素摄入。

（3）避免刺激性食物，确保足够的营养，促进机体的康复。

（4）若大便两日以上未解，可予开塞露或番泻叶开水泡服，保持大便通畅，避免屏气用力。

三、舒适护理小贴士

1. 呼吸训练

（1）每天训练 $2 \sim 3$ 次，训练时间根据自身的呼吸功能情况而定。

（2）胸式呼吸：由鼻部慢慢吸气，使胸廓扩张，然后从嘴部慢慢吐出。呼气时间是吸气时间的 2 倍。

（3）咳嗽运动：患者可采用坐姿或半卧位，将手掌轻按胸部，当咳嗽时以手支撑伤口令患者做一深呼吸，然后用嘴呼气，在呼气末进行肺部深咳嗽一次。

2. 体位与活动

（1）对于无症状且不需特殊治疗的患者，可卧床休息，取半卧位。

（2）预防上呼吸道感染，避免咳嗽、必要时可用止咳剂。

（3）无呼吸困难可不需吸氧，应限制活动，避免过多搬动。

（4）对于呼吸困难或有胸痛者，应给予半坐卧位，辅助吸氧。

第九节　呼吸衰竭

一、概述

呼吸衰竭是各种原因引起的肺通气和（或）换气功能严重障碍，以致不能进行有效的气体交换，导致缺氧伴（或不伴）二氧化碳潴留，从而引起一系列生理功能和代谢紊乱的临床综合征。

在海平面大气压下，于静息条件下呼吸室内空气，并排除心内解剖分流和原发于心输出量降低等情况后，动脉血氧分压（PaO_2）低于 8 kPa（60 mmHg），或伴有二氧化碳分压（$PaCO_2$）高于 6.65 kPa（50 mmHg），即为呼吸衰竭。

临床表现

（1）除原发病症状外主要为缺氧和二氧化碳潴留表现，如呼吸困难、急促、精神神经症状等。

（2）并发肺性脑病时，还可有消化道出血、口唇和甲床发绀、意识障碍等。

二、舒适护理指导

1. 休息与活动指导

（1）对于明显的低氧血症患者，因活动会增加耗氧量，应限制活动量。

（2）活动后不出现呼吸困难、心率增快为宜。

（3）坚持锻炼，每天做呼吸操，增强呼吸肌的活动功能。

（4）营造舒适的就医休息环境，保持室内温度 18～20℃，相对湿度 50%～60%。夜间可以控制灯光，减少灯光带来的不良刺激。

（1）为患者取舒适体位，如半卧位或坐位；

（2）呼吸困难明显的患者，应绝对卧床休息。

（3）居家期间患者如果长期卧床，可予以气垫床，交替式充放气，每 2 h 翻身 1 次，更换体位，同时可根据患者的不同需要垫软垫，以保证新的体位舒适。

（4）患者肢体不可过分屈曲或外展，避免受压。

（5）家属可协助患者进行肢体的被动运动，增加舒适度。

2. 饮食护理

（1）呼吸衰竭由于呼吸功能增加、发热等因素，导致能量消耗增加，机体代谢处于负平衡。住院期间，营养支持对于提高呼吸衰竭的抢救成功率及患者生活质量均有重要意义。

（2）抢救时应常规鼻饲高蛋白、高脂肪、低碳水化合物及适量维生素和微量元素的流质饮食，必要时通过静脉给予高营养。

（3）如果可以经口进食，应少食多餐，以提供足够的能量，降低因进食增加的氧消耗。进食时应持续给养，防止气短和进餐时血氧降低。

（4）提高糖、蛋白质及各种维生素的摄入量，必要时可静脉滴注复合氨基酸、白蛋白等。

3. 预防受伤

（1）许多因素会导致呼吸衰竭的患者受伤。

（2）缺氧和二氧化碳潴留会导致患者意识障碍。

（3）气管插管和机械通气可能造成患者气道或肺部的损伤。

（4）长期卧床和营养不良可能出现受压部位皮肤的损伤。

（5）应用肌肉松弛药物的患者，由于无法自主呼吸、说话和移动也增加了受伤的危险。

4. 氧疗的护理

1）氧疗的意义和原则

（1）氧疗能提高肺泡内氧分压，提高 PaO_2 和 SaO_2；减轻组织损伤，恢复脏器功能，提高机体运动的耐受性；能降低缺氧性肺动脉高压，减轻右心负荷。

（2）临床上根据患者病情分析和血气分析结果采取不同的给养方法和氧浓度。原则是保证迅速提高 PaO_2 至 60 mmHg 或脉搏容积血氧饱和度（SpO_2）达 90% 以上的前提下，尽量降低吸氧浓度。

（3）Ⅰ型呼吸衰竭的主要问题为缺氧而无二氧化碳潴留，为迅速纠正缺氧，可短时间内间歇高浓度（>50%）或高流量（4~6 L/min）吸氧。对于伴有高碳酸血症的急性呼吸衰竭，往往需要低浓度给氧气，以免引起二氧化碳潴留。

2）氧疗的方法

（1）氧疗的方法有鼻导管、鼻塞、面罩、气管内和呼吸机给氧。

（2）鼻导管或鼻塞吸氧简单、方便，不影响患者进食、咳痰，氧流量不能大于 7 L/min。吸入氧浓度与氧流量的关系：吸入氧浓度（%）=21+4×氧流量（L/min）。

（3）面罩主要包括简单面罩、带储气囊无重复呼吸面罩和文丘里（Venturi）面罩，吸氧浓度相对稳定，可按需要调节，对鼻黏膜刺激小，部分患者不能耐受。

5. 无创呼吸机使用

1）目的

改善轻、中度呼吸衰竭患者的通气功能。

2）注意事项

（1）开关呼吸机顺序正确，管路连接正确，开机检测无报警，参数调试合理。

（2）异常情况报警时应及时通知专业人员，无法处理的报警应立即脱机，并给予吸氧或人工辅助通气。

（3）停机应严格按停机顺序操作：①将呼吸机脱离，继续吸氧；②先关主机；③拔掉电源；④整理用物，消毒管道。

（4）若需较长时间连接面罩，可以使用透明贴膜，预防面罩所致压疮。

3）使用流程

（1）选择合适体位——半卧位或根据病情选择卧位。

（2）连接呼吸机电源，打开呼吸机（主机）。

（3）接模拟肺检查呼吸机功能是否完好。

（4）根据医嘱调节呼吸机参数（IPAP，EPAP，f：次/分，I：E）。

（5）呼吸机连接——先连接面罩与供氧管，戴面罩，面罩连接呼吸机，按开始按钮开始辅助通气。

（6）操作结束后，脱机继续吸氧，关机，拔出电源，整理用物，消毒管道。

三、舒适护理小贴士

1. 关于长期家庭氧疗

（1）慢性呼吸系统疾病患者，经治疗后病情基本得到控制，但由于有慢性呼吸功能不全，需要长期依靠吸氧来维持生命活动。为节省费用，避免院内感染，这些患者转为家庭中进行氧疗

（2）吸氧前用棉签蘸清水清洁吸氧者鼻孔，注意不要把棉签掉在鼻孔内。

（3）一定要先调好流量再使用。购买制氧机者使用前应仔细阅读说明书后或者咨询社区医生和护士再使用。

（4）合理选择吸氧时间：对慢性呼吸衰竭伴有缺氧和二氧化碳潴留的患者，注意控制氧气流量一般为每分钟 1～2 L，因为高流量吸氧可加重患者的二氧化碳蓄积，引发肺性脑病；对部分患者平时无或仅有轻度低氧血症，在活动、紧张或劳累时，短时间给氧可减轻"气短"的不适感。

（5）注意用氧安全。氧气瓶搬运时要妥善固定，避免倾倒撞击，防止爆炸，氧气瓶应放于阴凉处，并远离烟火和易燃品，患者及家属禁忌在室内吸烟，且至少距离火炉 5 m，距暖气 1 m。

（6）每天检查氧气剩余量，氧气瓶内氧气不能用尽，一般需留 1 kPa，以防再次充气时灰尘杂质等进入瓶内引起爆炸。

（7）鼻塞、面罩、湿化瓶等均应定期消毒，防止滋生细菌。

2. 关于运动锻炼

（1）急性期患者应该绝对卧床休息，取端坐位或半坐卧位，可使胸廓充分下降，减少呼吸肌做功，进而降低耗氧量。

（2）病情缓解期，患者可自主或者在他人的协助下在床上活动四肢，勤翻身以防皮肤受损，保证充足的睡眠。

（3）病情稳定后，患者可坐起并在床边活动，适应后可下床在平地走动，逐渐增大活动范围，切勿急于求成。

（4）患者耐受平地行走后，可尝试上下楼梯的运动，上下楼梯对肺活量和耗氧量有更高的要求，如有不适请及时停止。

（5）患者日常活动和轻度体力活动无明显心慌、气促的表现时，可以尝试低强度、增加肺活量的户外运动，如游泳、打太极、慢跑等，这些运动除了可以增强患者体质和抵抗力外，还可以增加患者肺的耐受力，但是在户外活动时必须要家人陪同，必要时携带氧气制品。

（6）户外活动时注意保暖御寒，防止上呼吸道感染和寒冷空气造成的气道痉挛。

3. 哪些人易发生呼吸衰竭？

（1）肺脏与外界大气相通，容易遭受各种病原体、有毒有害物质的攻击。但是正常机体有防御机制，能够有效地清除病原体和有害物质。

（2）新生儿、高龄患者、吸烟者、恶性肿瘤患者、糖尿病患者、艾滋病患者、服用免疫抑制药物患者、营养不良人群、长期卧床患者、胸廓畸形患者，他们清除呼吸道病原体、有害物质的能力减弱，肺脏容易遭受打击，自然成为呼吸衰竭高危人群。此外像慢阻肺、支气管扩张症、重症肺结核（肺毁损）患者，肺结构发生变形，通气功能障碍。一个普通感冒，咳痰不畅就可以成为呼吸衰竭的促发因素，值得重视。

（3）寒冷季节和季节交替时，呼吸道感染发生概率大，冷空气会造成气道收缩，可能诱发哮喘、呼吸衰竭。哮喘患者还要特别警惕花粉过敏而突发哮喘、呼吸衰竭。

第五章 肾脏疾病的舒适护理

肾脏疾病即泌尿系疾病。泌尿系统各器官(肾脏、输尿管、膀胱、尿道)都可发生疾病,并波及整个系统。泌尿系统的疾病既可由身体其他系统病变引起,又可影响其他系统甚至全身。

概 述

泌尿系统由肾、输尿管、膀胱、尿道和相应的血管和神经组成。

(1)肾的主要功能是生成尿液,通过尿液的生成,排泄机体的代谢产物,调节水、电解质和酸碱平衡。

(2)输尿管是肾和膀胱之间的尿液通道。

(3)膀胱的主要功能是贮存尿液和排尿。正常人膀胱内尿量达到 150～250 ml 时,开始有尿意,尿量达到 250～450 ml 时,才能引起反射性排尿动作,将膀胱内尿液通过尿道排出体外。

(4)尿道是尿液排出体外的通道。

第一节 肾小球肾炎

一、概述

慢性肾小球肾炎简称慢性肾炎,是以蛋白尿、血尿、高血压和水肿为主要表现,起病方式不同,病情迁延,病变进展缓慢,最终将发展为慢性肾衰竭的肾小球疾病。

1. 病因

（1）β溶血性链球菌"致肾炎菌株"感染：①最主要病因；②前驱感染多为扁桃体炎、皮肤感染（脓疱疮）。

（2）其他细菌、病毒和寄生虫感染。

2. 临床表现

（1）前驱症状：大多数患者在发病前一个月有先驱感染史，起病多突然，但也可隐性缓慢起病。

（2）血尿：为肾单位血尿，也可见肉眼血尿，持续时间不等，但镜下血尿持续存在。

（3）水肿：约半数患者在开始少尿时出现水肿，以面部及下肢为重。水肿一旦出现难以消退，一般无体腔积液。

（4）高血压：起病时部分患者伴有高血压，也有在起病以后过程中出现高血压，一旦血压增高，呈持续性，不易自行下降，以舒张压增高明显。

（5）肾功能损害：呈持续性加重是本病的特点。

二、舒适护理指导

（1）保持住房环境清洁、舒适、通风良好，定期消毒。

（2）注意保暖，加强个人卫生，预防感冒或皮肤感染等。

（3）均衡饮食，限制蛋白质和磷的摄入量，延缓肾小球硬化。

（4）改变不良的生活习惯和饮食习惯，以促进疾病的恢复。

（5）保持心情愉悦，避免出现不良情绪。

（6）定期随访，监测病情。

三、舒适护理小贴士

1. 休息与活动指导

（1）急性期以卧床休息为主，再遵医嘱逐渐增加运动量。

（2）痊愈后可适当参加体育活动，以增强体质。

（3）1～2年内不宜从事重体力劳动，避免劳累。

（4）合理安排作息，保证充足的睡眠，避免加重肾损害的因素。

2. 饮食护理

（1）进食足量热量、富含维生素、易消化的食物。

（2）根据肾功能调整蛋白质摄入量，选择优质蛋白，如鱼肉、瘦肉、鸡蛋、牛奶等。

（3）急性期严格限制盐的摄入，一般每天盐的摄入量应低于3 g，病情好转后逐渐转为正常饮食。

（4）注意控制水和钾的摄入，尤其是尿量明显减少者。

3. 水肿的护理

（1）注意卧床休息，下肢水肿者可抬高下肢。

（2）保持皮肤清洁干燥，清洗时勿过分用力，避免损伤皮肤。

（3）定期更换床单及衣物，注意衣着柔软、宽松。

（4）注意观察皮肤有无红肿、破溃和化脓等情况发生。

（5）进食营养丰富的食物，避免低蛋白血症。

（6）限制钠盐和水的摄入，避免进食腌制食品、啤酒、汽水、味精、面包等含钠丰富的食物。

（7）监测尿量变化，定期测量体重，评估水肿的变化。

（8）遵医嘱正确用药，不可擅自加量、减量或停药，应用利尿剂者应注意有无肌无力、腹胀、恶心呕吐等低钾症状。

第二节　肾病综合征

一、概述

肾病综合征（NS）可由多种病因引起，以肾小球基膜通透性增加,表现为大量蛋白尿、低蛋白血症、高度水肿、高脂血症的一组临床综合征。

1. 病因

分为原发性、继发性和遗传性三大类,原发性 NS 属于原发性肾小球疾病,有多种病理类型构成(见表 5-1)。

表 5-1　肾病综合征分类

分类	儿童	青少年	中老年
原发性	微小病变型肾病	系膜增生性肾小球肾炎 微小病变型肾病 局灶性节段性肾小球硬化 系膜毛细血管性肾小球肾炎	膜性肾病
继发性	过敏性紫癜肾炎 乙型肝炎病毒相关性肾炎 系统性红斑狼疮肾炎	系统性红斑狼疮肾炎 过敏性紫癜肾炎 乙型肝炎病毒相关性肾炎	糖尿病肾病 肾淀粉样变性 骨髓瘤性肾病 淋巴瘤或实体肿瘤性肾病

2. 临床表现

(1) 大量蛋白尿:尿蛋白排出量>3.5 g/d。

(2) 低蛋白血症:血浆白蛋白降至<30 g/L。

(3) 不同程度的水肿。

(4) 高脂血症:高胆固醇和(或)高甘油三酯血症,血清中低密度脂蛋白(LDL)、极低密度脂蛋白(VLDL)和脂蛋白(α)浓度增加。

二、舒适护理指导

(1) 保持住房环境安静、温暖、阳光充足、通风良好。

(2) 避免着凉、注意个人卫生及预防感染。

（3）注意休息，避免劳累，同时应适当运动，以免发生肢体血栓。

（4）合理安排饮食，限制蛋白质和磷的摄入量。

（5）遵医嘱坚持用药，不可擅自停药或减量。

（6）养成良好的生活习惯和饮食习惯，以促进疾病的恢复。

（7）学会对疾病的自我监测，监测水肿、尿蛋白和肾功能的变化。定期随访。

（8）注意情绪调节，学会倾诉，保持心情愉悦。

三、舒适护理小贴士

1. 饮食护理

（1）进食优质蛋白、高热量、低脂、高膳食纤维和低盐的食物。

（2）进食正常量的蛋白质，选择鱼肉、瘦肉、鸡蛋牛奶等优质蛋白。遵医嘱调整蛋白质摄入量，供给充足热量。

（3）少食富含饱和脂肪酸的食物，如动物油脂，多吃富含多聚不饱和脂肪酸的食物及富含可溶性纤维的食物。

（4）水肿时低盐（<3 g/d）饮食，勿食腌制食物。

（5）补充各种维生素及微量元素，如铁、锌等。

（6）记录进食情况，定期测量体重，评估机体营养状态。

2. 关于预防感染

（1）保持房间环境清洁，定时开门窗通风换气，定期进行空气消毒杀菌。

（2）用消毒水拖地，擦桌椅，保持室内适宜温度、相对湿度。

（3）避免去人多的场所，避免接触呼吸道感染者。

（4）寒冷季节应注意保暖，预防感染。

（5）注意个人卫生，保持全身皮肤、口腔黏膜和会阴部清洁，防止皮肤和黏膜损伤。

（6）加强营养和休息，增强机体抵抗力。

（7）注意有无体温升高等感染征象。

3．水肿的护理

（1）注意卧床休息，下肢水肿者可抬高下肢。

（2）保持皮肤清洁干燥，清洗时勿过分用力，避免损伤皮肤。

（3）定期更换床单及衣物，注意衣着柔软、宽松。

（4）注意观察皮肤有无红肿、破溃和化脓等情况发生。

（5）进食营养丰富的食物，减轻低蛋白血症。

（6）限制钠盐和水的摄入，避免进食腌制食品、啤酒、汽水、味精等含钠丰富的食物。

（7）监测尿量变化，定期测量体重，评估水肿的变化。

4．药物护理

（1）利尿剂：监测电解质、酸碱平衡，注意补钾，防止低血钾症，肾衰竭者禁用保钾利尿剂。

（2）血管紧张素转换酶抑制剂（ACEI）：监测电解质，防止高血钾，观察有无持续性干咳，停药后即可消失。

（3）血小板聚集药：观察有无出血倾向，监测血常规、出凝血时间等，出现异常立即停药。

（4）环孢素：服药期间监测血药浓度，观察有无肝肾毒性、高血压、高尿酸血症、高血钾、多毛及牙龈增生等不良反应。

（5）糖皮质激素：出现感染、药物性糖尿病、骨质疏松等，可采用全日量顿服，以减轻不良反应。

第三节　尿路感染

一、概述

尿路感染指病原体在尿路中生长繁殖，并侵犯泌尿道黏膜或组织而引起的炎症,是细菌感染中最常见的一种感染,尿路感包括尿道炎和膀胱炎。肾盂肾炎又分为急性肾盂肾炎和慢性肾盂肾炎,好发于女性。

1. 易感因素

(1)尿道梗阻,比如结石、前列腺增生、狭窄、肿瘤等。

(2)膀胱输尿管反流。

(3)机体免疫力低下,如长期使用免疫抑制剂、糖尿病、长期卧床不起等。

(4)性别和性活动,女性尿道短而宽、距离肛门较近、开口位于阴唇下方,是最易于发生尿路感染的重要因素,前列腺增生导致的尿路梗阻是中老年男性感染的重要因素,包茎、包皮过长是男性尿路感染的诱发因素。

(5)医源性因素,如留置导尿管和输尿管镜检查等。

2. 临床表现

(1)膀胱炎和尿道炎:主要表现为尿频、尿急、尿痛,偶可有血尿,甚至肉眼血尿,膀胱区可有不适。一般无明显的全身感染症状,但少数患者可有腰痛,低热(一般不超过38℃),若超过38°,考虑上尿路感染。

(2)急性肾盂肾炎:①泌尿系统症状:包括尿频、尿急、尿痛等膀胱刺激征,腰痛和(或)下腹部痛;②全身感染的症状:如寒战、发热、头痛、恶心、呕吐、食欲缺乏等,常伴有血白细胞计数升高和血沉增快。

(3)无症状性菌尿:又称隐匿性尿感,即有真性菌尿但无尿路感染的症状。

二、舒适护理指导

(1)保持住房环境安静、舒适,定期消毒,避免感染。

（2）进食清淡、营养丰富、易消化的食物。发热时注意补充水分，做好口腔护理。

（3）合理安排作息，保证充足的睡眠。

（4）遵医嘱按时按量用药，勿随意停药，服用磺胺类药物应注意多喝水。

（5）保持心情愉悦，避免不良情绪的发生。

（6）定期随访。

三、舒适护理小贴士

1. 预防感染

（1）保持生活规律，避免劳累，坚持体育活动，增加机体免疫力。

（2）寒冷天气应注意保暖，避免呼吸道感染和皮肤感染。

（3）多饮水，勤排尿。

（4）注意个人卫生，尤其是女性，要注意会阴和肛周皮肤的清洁，特别是月经期、妊娠期、产褥期。学会正确清洗外阴的方法。

（5）与性生活有关的反复发作者，应注意性生活后及时排尿。

2. 关于药物

（1）遵医嘱按时按量服药，勿随意减量或停药。

（2）口服复方磺胺甲噁唑期间，嘱患者多饮水，同时服用碳酸氢钠，以减少磺胺结石形成。

（3）喹诺酮类可引起轻度消化道反应、皮肤瘙痒等，儿童及孕妇忌用。

（4）氨基酸糖苷类抗生素，对肾和听神经有损害。

第四节　肾结石

一、概述

上尿路结石

肾和输尿管结石，又称上尿路结石，主要症状是疼痛和血尿。其程度和结石部位、大小、活动与否及有无损伤、感染、梗阻等有关。

1. 病因

（1）机械性梗阻：膀胱颈部和尿道的任何梗阻性病变，都可引起急性尿潴留。较常见的如前列腺增生、尿道损伤和尿道狭窄。尿道狭窄急性尿潴留常在尿道扩张后由于局部水肿和疼痛而诱发，膀胱、尿道的结石、肿瘤、异物等堵塞膀胱颈和尿道，膀胱肿瘤引起的膀胱内大量凝血块，盆腔肿瘤，妊娠的子宫，处女膜闭锁的阴道积血，甚至婴幼儿在直肠内的粪块，都可能是急性尿潴留的原因。

（2）动力性梗阻：膀胱、尿道并无器质性梗阻病变，尿潴留系排尿功能障碍所引起。例如，麻醉、手术后尿潴留，特别是腰麻和肛管直肠手术后。中枢和周围神经系损伤、炎症、肿瘤等亦可引起急性尿潴留。各种松弛平滑肌的药物如阿托品、溴丙胺太林（普鲁苯辛）、山莨菪碱（654－2）等偶有引起急性尿潴留者。

（3）各种原因引起的低血钾：如醛固酮症、腹泻、长期应用利尿药等，可使膀胱逼尿肌无力，发生排尿困难甚至尿潴留。急性尿潴留也常见于高热、昏迷的患者，在小儿与老人尤为多见。个别患者因不习惯于卧床排尿而发生尿潴留。

2. 临床表现

1）疼痛

（1）钝痛：结石大、移动小的肾盂、肾盏结石可无明显临床症状,活动后可引起上腹和腰部钝痛。

（2）肾绞痛（renal colic）：突发性严重疼痛,剧烈难忍,多在深夜至凌晨发作。疼痛位于腰部或上腹部,沿输尿管放射至同侧下腹和会阴部,可至大腿内侧。疼痛时间持续数分钟至数小时不等。发作时患者精神恐惧,面色苍白、冷汗,坐卧不安,可伴恶心、呕吐。

2）血尿

多为镜下血尿,有些患者以活动后出现镜下血尿为其唯一的临床表现。

下尿路结石

下尿路结石是指发生在尿路下端的结石,包括膀胱结石和尿道结石。

1. 病因

（1）原发性膀胱结石多发于男孩,与营养不良和低蛋白饮食有关;继发性膀胱结石常见于良性前列腺增生,膀胱憩室、神经源性膀胱、异物与肾、输尿管结石排入膀胱。

（2）尿道结石绝大多数来自肾和膀胱,有尿道狭窄、尿道憩室及异物存在时亦可致尿道结石。

2. 临床表现

1）膀胱结石

典型症状：排尿突然中断,伴排尿困难和膀胱刺激症状。并发感染时,膀胱刺激症状加重,并有脓尿。

2）尿道结石

典型症状：排尿困难、点滴状排尿及尿痛。前尿道结石可沿尿道扪及,后尿道结石经直肠指检可触及。

二、舒适护理指导

（1）保持住房环境清洁、舒适,定期消毒。

（2）合理安排作息，保证充足的睡眠，保持适量运动。

（3）合理饮食，控制钙的摄入量，注意富含膳食纤维和维生素 A 的食物。

（4）多饮水，可以增加尿量，应保持每天尿量在 2 000～3 000 ml。

（5）定期复查有无结石复发。若出现腰痛、血尿等症状，及时就诊。

（6）注意情绪调节，学会倾诉，保持心情愉悦。

三、舒适护理小贴士

1. 饮食护理

（1）大量饮水，利于尿石的排出。

（2）含钙结石者应合理摄入钙量，适当减少牛奶、奶制品、豆制品、巧克力、坚果等含钙量高的食物。

（3）草酸盐结石者应限制浓茶、菠菜、番茄、芦笋、花生等食物。

（4）尿酸结石者不宜食用含嘌呤高的食物，如动物内脏、豆制品、啤酒。

（5）避免摄入大量动物蛋白、精制糖和动物脂肪。

2. 肾造瘘管的护理指导

（1）翻身、活动时勿牵拉造瘘管，以防脱出。

（2）保持引流管通畅，勿压迫、折叠管道。

（3）若发现造瘘管堵塞，挤捏无效，应立即就医。

（4）观察引流液的量、颜色和性状，并做好记录。

（5）拔管后 3～4 天内，应每 2～4 小时排尿一次，以免膀胱过度充盈。

3. 双"J"管的护理指导

（1）术后尽早取半卧位，多饮水、勤排尿。

（2）早期下床活动，避免活动不当（如剧烈运动、过度弯腰、突然下蹲等），引起双"J"管滑脱或上下移位。

（3）若出现排尿疼痛、尿频、血尿时，多为双"J"管膀胱端刺激所致，一般多饮水可缓解。

（4）术后 4 周回医院复查并拔除双"J"管。

第五节　肾衰竭

一、概述

肾衰竭是指各种肾脏疾病发展到后期引起的肾脏功能部分或全部丧失的病理状态。按其发作之急缓分为急性和慢性两种。急性肾功能衰竭系因多种疾病致使两肾在短时间内丧失排泄功能，简称急性肾衰。慢性肾衰竭是由各种病因所致的慢性肾病引起的肾小球滤过率下降及与此相关的代谢紊乱和临床综合征。

慢性肾衰竭

1. 病因

主要病因有原发性肾小球肾炎、慢性肾盂肾炎、高血压肾小动脉硬化、糖尿病肾病、继发性肾小球肾炎、肾小管间质病变、遗传性肾脏疾病及长期服用解热镇痛剂及接触重金属等。

（1）应力争明确慢性肾衰竭的病因，应搞清楚肾脏损害是以肾小球损害为主，还是以肾间质小管病变为主，抑或以肾血管病变突出，以便根据临床特点，有针对性治疗。

（2）应查明促使慢性肾衰竭肾功能进行性恶化的可逆性因素，如感染，药物性肾损害，代谢性酸中毒，脱水，心力衰竭，血压降低过快，过低等。

（3）应注意寻找加剧慢性肾衰竭肾功能进行性恶化减退的某些因素，如高血压，高血脂，高凝状态，高蛋白质饮食摄入，大量蛋白尿等。

2. 分期

慢性肾衰竭分期如表 5-2 所示。

表 5-2　慢性肾衰竭分期

肾衰竭分期	肌酐清除率（ml/min）	血肌酐（mg/L）
肾功能代	50～80	1.5～2.0
肾功能代偿期	20～50	2.1～5.0
肾功能衰竭期	10～25	5.1～7.9
尿毒症期	<10	≥8.0

3. 临床表现

（1）水、电解质及酸碱平衡失调：失水或水过多，低钠与高钠血症，高钾与低钾血症，低血钙和高血磷，高镁血症，代谢性酸中毒。

（2）消化系统：早期出现食欲缺乏，上腹饱胀，然后出现恶心、呕吐、呃逆及腹泻。

（3）呼吸系统：代谢性酸中毒时常有气促，代谢产物潴留及免疫功能低下易合并呼吸系感染，可表现为支气管炎、肺炎、胸膜炎合并胸腔积液。间质性肺炎较常见，X 线检查典型者示肺门两侧蝴蝶状阴影。

（4）心血管系统：高血压和左心室肥厚；心力衰竭，是最常见死因之一；心包病变；血管钙化和动脉粥样硬化。

（5）血液系统：有肾性贫血和出血倾向，多数有轻中度贫血，晚期可出现皮下或黏膜出血点、瘀斑，重者发生胃肠道出血、脑出血等。

（6）神经肌肉症状：早期有疲乏、失眠、注意力不集中，其后出现性格改变、抑郁、记忆力下降；周围神经病变以感觉神经障碍为主，神经肌肉兴奋性增加。

（7）内分泌系统：内分泌功能紊乱，部分患者出现甲状腺功能亢进。

（8）骨骼系统：出血骨骼病变，肾性骨营养不良。

急性肾衰竭

急性肾衰竭是一种由多种病因引起的急性肾损害，可在数小时至数天内使肾单位调节功能急剧减退，出现氮质废物滞留和尿量减少综合征。

1. 病因

（1）肾前性：主要是有效循环血容量减少和肾内血流动力学改变等引起肾血流灌注量不足，导致肾小球滤过率下降。

（2）肾后性：从肾盂到尿道任一水平而发生的急性尿路梗阻。

（3）肾性：肾实质损伤包括急性肾小管坏死、急性肾间质病变及肾小球和肾血管病变，其中急性肾小管坏死是最常见急性肾衰竭的类型，由肾缺血或肾毒性物质损伤肾小管上皮细胞引起。

2. 临床表现

（1）消化系统：首发症状，表现为食欲缺乏、恶心、呕吐、腹胀、腹泻。

（2）呼吸系统：呼吸困难、咳嗽、憋气、胸闷。

（3）循环系统：因尿少、水钠潴留出现高血压、心力衰竭、急性肺水肿，或因毒素滞留、电解质紊乱、贫血及酸中毒引起各种心律失常及心肌疾病。

（4）水、电解质和酸碱平衡紊乱：高血钾症，代谢性酸中毒，低钠血症。

二、舒适护理指导

（1）保持住房环境清洁、舒适，定期消毒。

（2）根据病情和活动耐力进行适当的活动，以增强抵抗力，但需避免劳累，注意防寒保暖。

（3）注意个人卫生，注意室内空气清洁，经常开窗通风，但避免对流风。

（4）避免与呼吸道感染者接触，尽量避免去公共场所。

（5）遵从严格的饮食原则，每日摄取足够热量，限制蛋白质摄入，选择合适的食物和数量。

（6）每天记录尿量和体重，每天定时测量血压，监测体温变化。

（7）定期复查血常规、肾功能、血电解质等。

（8）如出现体重迅速增加超过 2 kg、水肿、血压显著增高、气促加剧或呼吸困难、发热、乏力或虚弱感加重、嗜睡或意识障碍时，需及时就诊。

（9）遵医嘱按时按量用药。

（10）尽量保护前臂、肘等部位的大静脉。

（11）血液透析者应保护好动静脉瘘管，腹膜透析者保护好腹膜透析管道。

（12）保持稳定积极的心理状态，避免不良情绪。

三、舒适护理小贴士

1）自我预防

（1）早期发现和积极治疗各种可能导致肾损害的疾病，如高血压、糖尿病等。

（2）老年、肥胖、高血脂、有肾脏疾病家族史是慢性肾脏病的高危因素，此类人群应定期检查肾功能。

（3）避免使用肾毒性药物，不要自行用药。

2）饮食护理

（1）慢性肾衰竭者应限制蛋白质摄入，且饮食中 50% 以上的蛋白质为优质蛋白，如鸡蛋、牛奶、瘦肉等。进食富含维生素 C 和 B 族维生素的食物。

（2）植物蛋白中含非必需氨基酸多，应尽量少摄入，如花生、豆类及其制品。

（3）保证足够的热量，减少体内蛋白质的消耗。热量主要由碳水化合物和脂肪供给。

（4）选用热量高蛋白质低的食物，如麦淀粉、藕粉、薯类、粉丝等。

（5）适当增加活动量，加强口腔清洁，保持整洁舒适的就餐环境。

（6）进食色香味俱全的食物，烹调时可加用醋、番茄汁、柠檬汁等以改善食欲。

3）预防感染

（1）保持房间干净整洁，定期通风并空气消毒。

（2）加强个人卫生，尤其是口腔及会阴部皮肤的卫生。

（3）卧床者应定时翻身，有效咳痰。

（4）尽量避免去人多聚集的公共场所。

（5）注意有无体温升高等感染征象。

4）活动与休息

（1）病情较重或心力衰竭者，应绝对卧床休息，保持安静的休息环境。

（2）能起床活动者，应适当运动，如室内散步、在力所能及的情况下自理活动。

（3）避免劳累和受凉。活动时要有人陪伴，以不出现心慌、气喘、疲乏为宜。

（4）贫血严重者应卧床休息，坐起、下床时宜动作缓慢，以免发生头晕。

（5）有出血倾向者活动时应注意安全，避免皮肤黏膜受损。

（6）长期卧床者应进行适当的床上活动，如屈伸肢体、按摩四肢肌肉等，由家属定时帮助进行被动的肢体活动，避免静脉血栓或肌肉萎缩。

第六节　前列腺增生

一、概述

前列腺增生症旧称前列腺肥大，是老年男子常见疾病之一，为前列腺的一种良性病变。

1. 病因

有关前列腺增生的发病机制研究颇多，但病因至今仍未能阐明。目前已知前列腺增生必须具备有功能的睾丸及年龄增长两个条件。近年来也注意到吸烟、肥胖及酗酒、家族史、人种及地理环境对良性前列腺增生（BPH）发生的关系。

2. 临床表现

（1）尿频：尿频为最早表现，首先为夜间尿频，随后白天也出现尿频。后期膀胱逼尿肌失代偿后剩余尿增多，膀胱有效容量减少，也使尿频更加严重。

（2）排尿困难：进行性排尿困难为该病的显著特点，表现为排尿起始延缓、尿线变细、射程缩短、尿后滴沥等。

（3）血尿：前列腺黏膜上毛细血管充血及小血管扩张，并受到膀胱充盈、收缩的牵拉而破裂出血。

（4）其他：若合并感染或结石，可有膀胱刺激症状。

二、舒适护理指导

（1）保持住房环境安静、舒适、通风良好。

（2）合理安排作息，保证充足的睡眠，保持适量运动。

（3）夜尿频繁者应白天多饮水，睡前少饮水，睡前在床边准备便器。

（4）保持心情舒畅，消除紧张焦虑情绪，树立战胜疾病的信心。

三、舒适护理小贴士

1. 急性尿潴留的预防

（1）避免因受累、劳累、饮酒、便秘引起的急性尿潴留。

（2）多饮水，勤排尿，不憋尿。

（3）冬天注意保暖，防止受凉。

（4）多摄入粗纤维食物，忌辛辣食物，以防便秘。

（5）出现急性尿潴留应立即就医。

2. 用药护理指导

（1）遵医嘱按时按量服药，不可自行减量或停药。

（2）α受体阻滞剂（如哌唑嗪）易致头晕、直立性低血压，应睡前服用，用药后卧床休息以防跌倒。服药期间定时测量血压，服药后如出现头晕、头痛、恶心等症状应及时就医。

（3）5α还原酶抑制剂起效缓慢，应坚持长期服药。

3. 前列腺切除术后康复指导

（1）术后1～2个月内避免久坐、提重物，避免剧烈活动，如跑步、骑自行车、性生活等,防止继发出血。

（2）进行提肛锻炼,尽快恢复尿道括约肌功能。

（3）若尿道变细甚至出现排尿困难,或出现阴囊肿大、疼痛、发热等症状,应及时到医院检查和处理。

（4）前列腺经尿道切除术后 1 个月、经膀胱切除术后 2 个月,原则上可恢复性生活。

（5）定期做尿流动力学、前列腺 B 超检查,复查尿流率及残余尿量。

第七节 肾 癌

一、概述

肾癌也称肾细胞癌、肾腺癌,占原发性恶性肿瘤的 85％。

1. 病因

肾癌的病因未明。已经明确的与肾癌发病相关因素有遗传、吸烟、肥胖、高血压及抗高血压治疗等有关。

2. 临床表现

（1）血尿:血尿常为无痛性间歇发作,肉眼可见全程血尿,间歇期随病变发展而缩短。

（2）腰痛:腰痛为肾癌另一相对常见症状,多数为钝痛,局限在腰部,疼痛常因肿块增长充胀肾包膜引起,血块通过输尿管亦可引起腰痛。

（3）肿块:肿块亦为相对常见症状,肾癌患者就诊时可发现肿大的肾脏。肾脏位置较隐蔽,肾癌在达到相当大体积以前肿块很难发现。一般腹部摸到肿块已是晚期症状。

（4）其他症状:不明原因的发热,有乏力、体重减轻、食欲缺

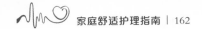

乏、贫血、咳嗽和咯血等肺部症状。

二、舒适护理指导

(1) 保持住房环境空气清新、阳光充足,要定时通风。

(2) 进食营养丰富的食物,改善就餐环境。

(3) 合理安排作息,保证充足的睡眠,保持适量运动。

(4) 保持情绪稳定和心态平和,缓解焦虑情绪。

三、舒适护理小贴士

1. 饮食指导

(1) 选择高热量、高蛋白、富含维生素、营养丰富的食物。

(2) 改善就餐环境。

(3) 提供色香味较佳的食物,促进食欲。

(4) 戒烟。

2. 休息与活动指导

(1) 保证充分的休息和睡眠。

(2) 适度身体锻炼及娱乐活动。

(3) 避免重体力活动,加强营养,增强体质。

(4) 养成良好的生活习惯,以促进疾病的恢复。

(5) 定期复查 B 超、CT 和血尿常规。

第八节　膀　胱　癌

一、概述

膀胱癌是泌尿系最常见的肿瘤。好发年龄为 50～70 岁,男女比例为 4:1。

1. 病因

（1）长期接触某些致癌物质，已肯定的化学致癌物质有 2 - 萘胺、联苯胺等，某些职业人员，如染料、纺织、皮革、橡胶等，发生膀胱癌的危险性显著增加。

（2）吸烟，最常见的致癌因素，大约 1/3 膀胱癌与吸烟有关。

（3）膀胱慢性感染与异物刺激，膀胱结石、白斑等易诱发膀胱癌。

（4）其他，长期服用镇痛药均为诱因。

2. 临床表现

（1）间歇性无痛性肉眼血尿或显微镜下血尿。

（2）尿频，尿急，尿痛等膀胱刺激症状，肿瘤较大或发生在膀胱颈部，可造成尿流阻塞，排尿困难，甚至出现尿潴留。

（3）引起肾积水，出现腰酸，腰疼，发烧等。

二、舒适护理指导

（1）保持住房环境安静、安全、舒适。

（2）合理安排作息，保证充足的睡眠。

（3）进食高热量、高蛋白、高维生素及易消化、营养丰富的饮食，改善全身营养状况。

（4）每日观察和记录排尿的量、性状和血尿程度。

（5）进行适当锻炼，增强体质。

（6）养成良好的生活习惯和饮食习惯，以促进疾病的恢复。

（7）保持心情舒畅，缓解紧张情绪，增强战胜疾病的信心。

（8）保留膀胱手术后，每 3 个月进行一次膀胱镜检查，2 年无复发者，改为每半年一次。

（9）根治性膀胱手术后，终身复查，进行血生化、腹部 B 超、盆腔 CT、上尿路造影等检查。

三、舒适护理小贴士

1. 尿管及尿袋的自我护理指导

（1）更换尿袋的动作要快，避免尿液外流，并准备足够的纸巾吸收尿液。

（2）睡觉时可调整尿袋方向与身体方向纵轴垂直。

（3）接引流袋将尿液引流至床旁的容器中（如尿盆），避免尿液压迫腹部影响睡眠。

2. 新膀胱的功能训练指导

（1）贮尿功能：夹闭尿管，定时放尿，初起每 30 分钟放尿一次，逐渐延长至 1～2 小时。放尿前收缩会阴，轻压下腹，逐渐形成新膀胱充盈感。

（2）控尿功能：收缩会阴及肛门括约肌 10～20 次/日，每次维持 30 秒。

（3）排尿功能：选择特定的时间排尿，如餐前 30 分钟，晨起或睡前；定时排尿一般白天每 2～3 小时排尿一次，夜间 2 次，减少尿失禁。

第六章　血液科疾病的舒适护理

概　述

血液系统疾病指原发病主要累及血液、造血器官和组织的疾病,简称血液病。血液病的种类较多,包括各类红细胞疾病、白细胞疾病及出血性疾病。

血液系统由血液和造血器官及组织组成(见图6-1)。

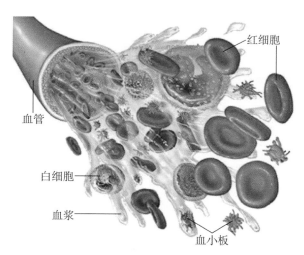

图 6-1　血液系统组成

1. 造血组织与造血功能

造血组织指生成血细胞的组织,包括骨髓、胸腺、淋巴结、肝脏、脾脏、胚胎及胎儿的造血组织。不同时期的造血部位不同,胚胎早期,肝、脾为机体主要的造血器官;胚胎后期至出生后,骨髓成为主要的造血器官,但当机体需要时,如慢性贫血,已经停止造血的肝、脾可部分地恢复其造血功能,成为髓外造血的主要场所。卵黄囊是胚胎期最早出现的造血场所。卵黄囊退化后,由肝、脾代替其造血功能。胎儿第 4~5 个月起,肝、脾造血功能逐渐减退,骨髓、胸腺及淋巴结开始出现造血活动,出生后仍能保持此功能。此后,血细胞几乎都在骨髓内形成。青春期后胸腺逐渐萎缩,淋巴结生成淋巴细胞和浆细胞。

2. 造血细胞的生成与造血调节

现已公认各种血液细胞与免疫细胞均起源于共同的骨髓造血干细胞,它具有自我更新和多项分化量大特征,又称为多能或全干细胞。

血细胞生成除需要骨髓造血干细胞外,尚需正常造血微环境及正、负造血调控因子的存在。造血组织中的非造血细胞成分,包括微血管系统、神经成分、网状细胞、基质及其他结缔组织,统称为造血微环境。造血微环境可直接与造血细胞接触或释放某些因子,影响或诱导造血细胞的生成。

调控造血功能的体液因子,包括刺激各种祖细胞增殖的正调控因子,如促红细胞生成素(EPO)、集落刺激因子(CSF)及白细胞介素(IL-3)等,同时亦有各系的负调控因子,两者互相制约,维持体内造血功能的恒定。

第一节 贫 血

贫血指单位容积外周血液中血红蛋白浓度(Hb)、血红细胞计数(RBC)和红细胞比容(Hct)低于相同年龄、性别和地区正常值低限的一种常见的临床症状。贫血不是一种独立的疾病,各系统疾病均可引起贫血。由于某些病理因素可引起红细胞的形态和体积异常,导致其数目减少与血红蛋白浓度下降不成比例,因此一般以血红蛋白浓度降低作为贫血的诊断及其严重程度判断的依据更为可靠。但血容量的变化,特别是血浆容量的变化如脱水、妊娠中后期血容量的增加等,可影响血红蛋白浓度,在判断时要注意鉴别。

一、分类

按病因和发病机制分类可分为红细胞生成减少性贫血、红细胞破坏过多性贫血和失血性贫血;根据血红蛋白的浓度又可将贫血按严重程度划分为 4 个等级(见表 6-1);根据平均红细胞容积(mean corpuscular volume,MCV)、平均红细胞血红蛋白浓度(mean corpuscular hemoglobin concentration,MCHC),将贫血分为 3 类(见表 6-2)。

表 6-1　贫血分类(根据血红蛋白的浓度分类)

贫血的程度	血红蛋白浓度	临床表现
轻度	>90 g/L	症状轻微
中度	60~90 g/L	活动后感心悸气促
重度	30~59 g/L	静息状态下仍感心悸气促
极重度	<30 g/L	常并发贫血性心脏病

表 6-2　贫血分类(根据 MVC、MCHC 分类)

类型	MCV(fl)	MCHC(%)	临床症状
大细胞性贫血	>100	32~35	巨幼细胞性贫血
正常细胞性贫血	80~100	32~35	再生障碍性贫血、急性失血性贫血、溶血性贫血
小细胞低色素性贫血	<80	<32	缺铁性贫血、铁粒幼细胞性贫血、珠蛋白生成障碍性贫血

二、临床表现

（1）一般表现：疲乏、困倦、软弱无力为最常见和最早的症状，但缺乏特异性。皮肤黏膜苍白是贫血最突出的体征，常为患者就诊的主要原因。

（2）神经系统：头晕、头痛、眼花、耳鸣、记忆力下降及注意力不集中等症状。

（3）呼吸系统：呼吸加快，不同程度的呼吸困难，多见于中度以上贫血的患者。

（4）心血管系统：心悸、气促，特别是活动后明显加重。

（5）消化系统：腹部胀满、食欲缺乏、大便规律和性状的改变等。

（6）泌尿系统：血管外溶血出现无胆红素的高尿胆原尿；血管内溶血出现血红蛋白尿和含铁血黄素尿。

（7）生殖内分泌系统：男性特征减弱，女性可导致月经异常，长期贫血会影响各内分泌腺体的功能和促红细胞生成素的分泌。

缺铁性贫血

一、概述

缺铁性贫血是体内贮存铁缺乏，导致血红蛋白合成减少而引起的一种小细胞低色素性贫血，是各类贫血中最常见的一种，主要见于生长发育期的儿童和育龄妇女。

1. 诱因

（1）铁摄入不足：儿童、妇女缺铁性贫血的主要原因。

（2）铁吸收不良：主要为一些导致胃酸缺乏或胃肠黏膜吸收障碍的疾病或药物所致。

（3）铁丢失过多：慢性失血是成人缺铁性贫血最常见和最重要的病因。

2. 特征性表现

（1）组织缺铁表现：如皮肤干燥、角化、萎缩、没有光泽，出现反甲或匙状甲；口角炎、舌炎等黏膜损害。

（2）神经、精神系统异常：过度兴奋、易激惹、注意力不集中、发育迟缓等，少数患者可出现异食癖。

二、舒适护理指导

（1）保持住房环境温暖、舒适、阳光充足、通风良好。

（2）合理安排作息，保证充足的睡眠。

（3）均衡饮食，荤素结合，保证热量、蛋白质、维生素及相关营养素的摄入。

（4）正确用药，注意用药后的不良反应。

（5）改变不良的生活习惯和饮食习惯，以促进疾病的恢复。

三、舒适护理小贴士

1. 关于药物

（1）服用铁剂会有恶心、呕吐、胃部不适和排黑便等胃肠道反应。可在饭后或餐中服用，反应强烈者应减少剂量或从小剂量开始。

（2）避免与茶、牛奶、咖啡同服，避免同时服用抗酸药以及 H_2 受体拮抗剂，可服用维生素 C、乳酸或稀盐酸等酸性药物促进铁的吸收。

（3）口服液体铁剂时使用吸管，以免染黑牙齿。

（4）服用铁剂期间，粪便会变成黑色，这是铁与肠内硫化氢作用生成黑色的硫化铁所致，不用担心。

（5）按剂量按疗程，定期复查，以保证缺铁性贫血的有效治疗。

2. 关于饮食

（1）养成良好的饮食习惯，保持均衡饮食，不偏食不挑食，定时定量，细嚼慢咽，避免食用刺激性强的事物。

（2）挑选含铁丰富且吸收率高的食物。例如，猪肝、鸡鸭蛋汤、瘦肉、鱼虾、海带、黑木耳等。

（3）避免影响铁吸收的不合理的饮食结构和搭配，如食物中蔬菜类过多而肉、蛋类不足，富含铁的食物与牛奶、浓茶、咖啡同服等。

（4）在均衡饮食的同时，多食富含维生素 C 的食物，也可加服维生素 C，以增加食物铁的吸收。

（5）对于易患人群，可预防性地补充铁剂，如婴幼儿及时添加辅食，包括蛋黄、肉末、肝泥和菜泥等；生长发育期的青少年应避免挑食和偏食，多食一些富含铁的食物；妊娠和哺乳期的女性应增加食物铁的补充，必要时可考虑预防性补充铁剂。

（6）家庭烹饪建议使用铁制器皿，可得到一定的无机铁。

巨幼细胞贫血

一、概述

巨幼红细胞性贫血指由于叶酸、维生素 B_{12} 缺乏或某些影响核苷酸代谢药物的作用，导致细胞核脱氧核糖核酸合成障碍所引起的贫血。

1. 病因

（1）叶酸缺乏的病因：

① 需求量增加；

② 吸收不良；

③ 摄入量不足：食物加工方法的不当，如腌制食物、烹饪时

间过长等；偏食。

④ 叶酸排出增加：如酗酒、血液透析等。

（2）维生素 B_{12} 缺乏的病因：

① 摄入减少：长期素食、偏食者。

② 吸收障碍：维生素 B_{12} 缺乏最常见原因。

2. 临床表现

营养性巨幼红细胞性贫血，绝大多数因叶酸缺乏而致。

（1）消化系统：食欲缺乏、恶心、腹胀、腹泻或便秘。

（2）血液系统：除一般的临床表现以外，严重者可因全血细胞减少而出现反复感染和出血。

（3）神经系统表现和精神症状：末梢神经炎、深感觉障碍、共济失调等。

恶性贫血是由于内因子缺乏导致维生素 B_{12} 吸收障碍所致，除上述表现以外，严重的神经精神症状是其主要特点。

二、舒适护理指导

（1）保持住房环境温暖、舒适、阳光充足、通风良好。

（2）合理安排作息，保证充足的睡眠。

（3）均衡饮食，荤素结合，采取科学合理的烹调方式。

（4）正确用药，注意用药后的不良反应。对于高危人群或服用抗核苷酸合成药物，患者应预防性补充叶酸、维生素 B_{12}。

（5）加强个人卫生，注意保暖，预防损伤与感染。

三、舒适护理小贴士

（1）进食富含叶酸的食物，如绿叶蔬菜、水果、谷类和动物肉类等。

（2）多进食动物肉类、肝、肾、禽蛋及海产品，以补充维生素 B_{12}。

（3）改变不良的饮食习惯，不偏食、不挑食、不酗酒。

（4）蔬菜急火快炒、凉拌或加工成蔬菜沙拉后直接食用。

（5）细嚼慢咽，少食多餐。

再生障碍性贫血

一、概述

再生障碍性贫血是由于多重原因导致造血干细胞的数量减少、功能障碍所引起的一类贫血，又称骨髓造血功能衰竭症。

1. 病因

（1）药物及化学物质，最常见致病因素。药物如抗癌药、氯霉素、苯巴比妥、阿司匹林等；化学药物以苯及其衍生物最常见，如油漆、塑料、染料、杀虫剂及皮革制品黏合剂。

（2）物理因素：长期接触各种电离辐射及其他放射性物质。

（3）病毒感染：各种肝炎病毒、巨细胞病毒、登革热病毒等。

（4）遗传因素

（5）其他：系统性红斑狼疮、慢性肾衰竭、阵发性睡眠性血红蛋白尿等。

2. 临床表现

表现为进行性贫血、出血、感染，但多无肝、脾、淋巴结肿大（见表6-3）。

表6-3　重型再障与非重型再障的鉴别

判断标准	重型再障（SAA）	非重型再障（NSAA）
首发症状	感染、出血	
起病与病情进展	起病急，进展快，病情重	
血象变化及标准		

（续表）

判断标准	重型再障（SAA）	非重型再障（NSAA）
中性粒细胞绝对值	$<0.5\times10^9/L$	$>0.5\times10^9/L$
血小板	$<20\times10^9/L$	$>20\times10^9/L$
网织红细胞	$<15\times10^9/L$	$>15\times10^9/L$
骨髓	多部位增生极度低下	增生减低或活跃，可有增生灶
预后	不良，多于 6～12 个月内死亡	较好，经治疗多数可长期存活，少数死亡

二、舒适护理指导

（1）保持住房环境安静、温暖、阳光充足、通风良好。

（2）加强锻炼，增强体质，预防病毒感染。

（3）进食营养丰富的食物，避免辛辣刺激性饮食。

（4）合理安排作息，保证充足的睡眠。

（5）注意情绪调节，学会倾诉，保持心情愉悦。

（6）加强病情的自我监测，特别是贫血、出血、感染和药物不良反应的监测。

三、舒适护理小贴士

关于感染的预防

（1）保持住所的空气清新，物品清洁。

（2）秋冬季节注意保暖，防止受凉。

（3）进食高蛋白、高热量、富含维生素的食物，清淡饮食，避免辛辣刺激性食物。

（4）避免到人群密集的地方。

（5）避免与上呼吸道感染的人接触，家人感冒时也要注意保护性隔离。

（6）保持口腔的清洁湿润，进餐前后、睡前、晨起要漱口。

（7）勤洗澡、更衣、更换床上用品，保持皮肤的清洁干燥。

（8）保持大便通畅，养成定时排便的习惯，避免用力排便诱发痔疮和肛裂。

溶血性贫血

一、概述

溶血性贫血指红细胞遭到破坏、寿命缩短，超过骨髓造血代偿能力而发生的一组贫血。

1. 病因

（1）红细胞内结构异常或缺陷所致的溶血性贫血：

① 红细胞膜异常；

② 遗传性红细胞内酶缺乏；

③ 珠蛋白和血红素常缺乏。

（2）红细胞外环境异常所致的溶血性贫血：

① 免疫因素；

② 化学因素：苯、磺胺、砷化物、亚硝酸盐等；

③ 生物因素：蛇毒、疟疾、细菌等；

④ 物理和机械因素：大面积烧伤、人工金属瓣膜、行军性血红蛋白尿等。

2. 临床表现

（1）急性溶血：突发寒战，随后出现高热、腰背与四肢酸痛、头痛、呕吐、酱油样尿和黄疸等。

（2）慢性溶血：贫血、黄疸、脾大。

二、舒适护理指导

（1）保持住房环境安静、温暖、阳光充足、通风良好。

（2）合理安排作息，保证充足的睡眠，发作期间减少活动或卧床休息。

（3）注意保暖，避免受凉。

（4）多饮水，多排尿。

（5）合理饮食，进食高蛋白、高维生素食物。

（6）若为化学物质或药物引起的溶血，避免再次接触该类物质或服用该类药物。

（7）养成良好的生活习惯，注意个人卫生，预防各种感染。

（8）指导患者正确用药，注意用药后的不良反应。

（9）阵发性睡眠性血红蛋白尿患者忌食酸性食物和药物。

（10）6-磷酸葡萄糖脱氢酶（G-6-PD）缺乏者禁食蚕豆及其制品和氧化性药物，如伯氨喹、奎宁、磺胺类等药物。

三、舒适护理小贴士

应该吃什么？

（1）溶血性贫血患者平时可以进食一些绿色蔬菜和含铁量高的食物，如牛肉、肝、肾、海带、豆类等。

（2）溶血性贫血患者尽量不要饮茶，因为茶叶中的鞣酸会阻碍铁质的吸收。

（3）溶血性贫血患者应多注意休息，溶血发作期不宜吃酸性食物，如猪肉、牛肉、鸡肉、蛋黄、鲤鱼、鳗鱼、牡蛎、干鱿鱼、虾、白米、花生、啤酒等。应该多吃碱性食物，如豆腐、海带、奶类及各种蔬菜、水果等。

（4）溶血性贫血患者不要着凉，不要吃生、冷的食物。

（5）溶血性贫血患者应多摄入高营养和高热能、高蛋白、多维生素、含丰富无机盐和矿物质的食物，有助于恢复造血功能。也可以适当多吃动物的内脏，如心、肝、肾以及牛肉，以及黄豆、菠菜、红枣、黑木耳等。

（6）不同疾病期的溶血性贫血患者有不同的饮食禁忌，饮食应有规律、有节制，严禁暴饮暴食。

第二节　血友病

血友病是由于遗传性凝血因子缺乏所引起的一组出血性疾病。

一、概述

1. 病因

血友病 A 和 B 均为典型的性染色体（X 染色体）连锁隐性遗传（女性遗传、男性发病），属于性染色体连锁隐性遗传性疾病。遗传性 FXI 缺乏症为常染色体隐性遗传，男女均可发病。

不同类型血友病的发病机制与其所缺乏的凝血因子种类有关，但其共同结果均是造成机体内源性凝血途径正常运作的原料缺乏，凝血活酶生成减少，凝血酶原激活受限，最终导致凝血功能障碍而使得患者发生出血或出血倾向

2. 分类

（1）血友病 A，又称为遗传性抗血友病球蛋白缺乏症，此型最为常见。

（2）血友病 B，又称为遗传性 FIX 缺乏症。

（3）遗传性 FXI 缺乏症，又称 Rosenthal 综合征。

3. 临床表现

（1）出血：最主要临床表现，以血友病 A 最为严重，血友病 B

次之。出血部位以皮下软组织及肌肉出血最为常见,关节腔内出血次之,内脏出血少见,一旦出血结果严重,颅内出血是患者死亡的主要病因。肌肉及关节腔内出血是血友病患者的特征。

(2) 血肿压迫:周围神经受压,可出现局部肿痛、麻木及肌肉萎缩;血管受压可造成相应部位组织的淤血、水肿或缺血、坏死;颈部、咽喉部软组织出血及血肿形成,压迫或阻塞祈祷,可引起呼吸困难甚至窒息。

二、舒适护理指导

1. 急救护理

颅内出血:

(1) 立即去枕平卧、头偏向一侧。

(2) 随时吸出呕吐物,保持呼吸道通畅。

(3) 平复情绪,保持镇定。

(4) 及时拨打"120"急救,寻求医务人员的帮助。

2. 舒适护理

(1) 保持住房环境的安全,避免引起碰撞。

(2) 合理安排活动,避免从事引起受伤的活动,做适当的肌肉锻炼。

(3) 不过度负重。

(4) 不进行剧烈的接触性运动,如拳击、足球和篮球等。

(5) 不赤脚走路,不穿硬底鞋。

(6) 小心使用剪刀、锯等工具,必要时戴防护手套。

(7) 保持口腔清洁,预防龋齿的发生。

(8) 保持心情愉悦,避免不良情绪的发生。

3. 关节康复训练

(1) 急性期局部制动,保持肢体于功能位。

（2）肿胀没有完全消退，肌肉力量未恢复之前，患肢不要负重，增加卧床时间，避免过早行走。

（3）进行股四头肌收缩功能训练，促进肌力的恢复。

（4）循序渐进地进行受累关节的被动或主动活动。

（5）做理疗。

三、舒适护理小贴士

1. 血友病患者应该吃什么？

（1）保肝食物可以促进促进因子生长：如动物肝脏、富含维生素C、E及β胡萝卜素的果菜：南瓜、甘薯、马铃薯、柿子椒、海藻类、豆类蔬菜、猕猴桃、鳄梨、草莓等。

（2）有利于提高免疫功能的食物：低脂奶制品、蛋、瘦肉、豆制品、蘑菇、甘草、卷心菜、圆白菜等。

（3）高钙食物可以促进凝血、预防骨质疏松及关节畸形：低脂奶制品、软骨等。也可以适当晒日光浴，促进体内钙的合成。

（4）富含胶原蛋白的食物如蹄筋、肌腱、猪皮等，可以促进关节修复。

（5）中医中具有补气养血的食物，如红枣、绿豆、花生米、西洋参、犀角粉、龙眼肉、百合、龟肉、荔枝、鲜茅根汁子、鲜藕、白木耳、藕节汤等。

2. 血友病患者最好不要吃哪些食物？

（1）高脂肪食物因其会导致消化不良，故肥肉、全脂牛奶、蛋黄、动物内脏等应忌食。

（2）辛辣、刺激性食物可刺激神经兴奋，易使血管破裂，导致内脏及皮下出血，故应忌食。

（3）油炸食物因其不利于消化且易加重胃肠负担，少数患者还可引起胃肠出血，故应忌食。

（4）易导致出血的食物如鲳鱼、山楂、向日葵子等，应忌食。

（5）多纤维食物如菠菜、韭菜等，食后会加重胃肠负担，易引起腹泻，故应忌食。

第三节 原发性血小板减少性紫癜

原发性血小板减少性紫癜（idiopathic thrombocytopenic purpura，ITP）又称特发性血小板减少性紫癜，是一种复杂的多种机制共同参与的获得性自身免疫性疾病。该病是由于患者对自身血小板抗原的免疫失耐受，产生体液免疫和细胞免疫介导的血小板过度破坏和血小板生成受抑制，致使外周血中血小板减少的出血性疾病。

一、概述

1. 病因

（1）感染：急性 ITP 患者发病前 2 周左右多有上呼吸道感染病史；慢性 ITP 患者常因感染而使病情加重，

（2）免疫：ITP 的发病与体液免疫和细胞免疫介导的血小板过度破坏和生成受抑制密切相关。ITP 患者的细胞毒 T 细胞可直接破坏血小板。自生抗体还可损伤巨核细胞或抑制巨核细胞释放血小板，造成血小板生成不足。

（3）肝、脾：是血小板自身抗体产生的主要部位，也是血小板破坏的主要场所，以脾脏最为重要。

（4）其他：雌激素水平，基因的调控。

2. 临床表现

（1）急性型：多见于儿童，多数患者起病前 1～2 周有呼吸道感染史，特别是病毒感染。起病急，常有畏寒、发热，皮肤、鼻、牙龈及口腔黏膜出血较重,皮肤可有大片瘀斑、血肿。当血小板过低时可出现内出血,如呕血、便血、咯血、血尿、阴道出血等。

(2)慢性型:多见于成人,出血症状轻,但易反复发作,表现为四肢皮肤散在的瘀点、瘀斑,牙龈出血或鼻出血;内脏出血较少,但月经过多较常见;部分患者可因感染等致病情突然加重而出现广泛且严重的内脏出血,也可因情绪激动而诱发致命性的颅内出血。

二、舒适护理指导

(1)保持住房环境空气清新、阳光充足,要定时通风。

(2)居住环境要安全,活动时要动作轻缓,小心谨慎,避免外伤。

(3)注意个人防护,避免接触上呼吸道感染者。

(4)饮食要营养、易消化,进食高热量、高蛋白质、高维生素的柔软食物。

(5)不进食生、硬、煎炸食物,不进食刺激性食物。

(6)禁酒。

(7)养成良好的生活习惯,注意卫生,勤洗澡、勤换衣,避免抓搔皮肤。

(8)服用药物者,要注意药物的不良反应,及时发现,及时处理。

三、舒适护理小贴士

关于饮食和运动

(1)急性发作期,应卧床休息。加强必要的防护,避免创伤而引起出血。衣服应柔软、宽松,以免加重皮肤紫癜。避免剧烈运动及外伤,平时活动要避免关节受伤,一旦受伤应固定并局部冷敷。

（2）饮食以高蛋白、高维生素及易消化饮食为主,避免进食粗硬食物及油炸或有刺激的食物,以免易形成口腔血泡甚至诱发消化道出血。

（3）多食含维生素 C 的食物。

（4）有消化道出血时,更应注意饮食调节,要根据情况给予禁食,或进流食或冷流食,出血情况好转,方可逐步改为少渣半流、软饭、普食等。

（5）自我监测,如有瘀点、瘀斑、齿龈出血、鼻出血等,应加强口腔护理,预防口腔感染,定时以复方硼酸溶液漱口。如出血严重,已影响了进食应立即前往医院就诊。

（6）春、夏之际易发本病,因此在此期间要注意避免受凉、感冒,以免诱发发作。

第四节　白血病

白血病是一类造血干细胞的恶性克隆性疾病,因白血病细胞自我更新增强、增殖失控、分化障碍、凋亡受阻,停滞在细胞发育的不同阶段。在骨髓和其他造血组织中大量增生、积累,并浸润其他器官和组织,正常的造血功能被抑制。

一、概述

1. 分类

1）按病程和白血病细胞的成熟度分类

（1）急性白血病：起病急,进展快,病程短,自然病程仅数月。细胞分化停滞在较早阶段,多为原始细胞及早幼细胞。

（2）慢性白血病：起病缓,进展慢,病程长,自然病程可为数年。细胞分化停滞在较晚阶段,多为成熟和较成熟幼稚细胞。

2）按受累的主要细胞系列分类

急性白血病分为急性淋巴细胞白血病与急性髓系白血病,慢性白血病分为慢性髓系白血病和慢性淋巴细胞白血病及少见的毛细胞白血病、幼淋巴细胞白血病等。

2. 病因

（1）生物因素：病毒感染和自身免疫功能异常。

（2）物理因素：X 线、γ 射线等电离辐射。

（3）化学因素：多年接触苯以及含有苯的有机溶剂,其他如氮芥、环磷酰胺、甲基苄肼、依托泊苷等,都有致白血病的作用。

（4）遗传因素：家族性白血病约占白血病的 7/1 000。

（5）其他血液病：骨髓增生异常综合征、阵发性睡眠性血红蛋白尿、淋巴瘤、多发性骨髓瘤等。

二、急性白血病概述

急性白血病是造血干细胞的恶性克隆性疾病,发病时骨髓中异常的原始细胞及幼稚细胞（白血病细胞）大量增殖并广泛浸润肝、脾、淋巴结等各种器官,抑制正常造血。

1. 分类

根据细胞形态学和细胞化学分类,目前国际通用 FAB 分类法,将急性白血病分为急性淋巴细胞白血病（acute lymphoblastic leukemia，ALL，简称急淋）和急性非淋巴细胞白血病（acute nonlymphoblastic leukemia，ANLL,简称急非淋）或急性髓系白血病（acute myelogenous leukemia，AML）。

急淋分为 3 种亚型：L1 型：原始和幼淋细胞以小细胞为主（直径≤2 μm）；L2 型：原始和幼淋细胞以大细胞为主（直径>12 μm）；L3 型：原始和幼淋细胞以大细胞为主,大小较一致,细胞内有明显空泡,胞质嗜碱性,染色深。

急非淋分为 8 型：M_0 型：急性髓细胞白血病微分化型；M_1 型：急性粒细胞白血病未分化型；M_2 型：急性粒细胞白血病部分分化型；M_3 型：急性早幼粒细胞型白血病；M_4 型：急性粒-单核细胞型白血病；M_5 型：急性单核细胞型白血病；M_6 型：急性红白血病；M_7 型：急性巨核细胞性型白血病。

2. 临床表现

（1）贫血：常为首发症状，呈进行性加重。部分患者由于病程短，就诊时可无贫血，但贫血随病程发展进行性加重。

（2）出血：以出血为早期表现者近 40％，出血可发生在全身各部位，以皮肤瘀点、瘀斑、鼻出血、牙龈出血、女患者月经过多为常见。

（3）发热：急性白血病最常见的症状，半数患者以发热为早期表现。大多数发热由继发感染所致，但白血病本身也能引起发热，即肿瘤性发热。

① 继发感染：是导致白血病患者死亡最常见的原因之一。主要表现为持续高热，甚至超高热，可伴畏寒、寒战及出汗等。

② 肿瘤性发热：与白血病细胞的高代谢状态及其内源性致热源物质的产生等有关。主要表现为持续性低至中度发热，可有高热。常规抗生素治疗无效，但化疗物质可使患者体温下降。

（4）器官和组织浸润的表现：

① 淋巴结和肝脾肿大；

② 骨骼和关节疼痛；

③ 口腔和皮肤：可有牙龈增生、肿胀；皮肤出现蓝灰色斑丘疹、皮下结节、多形红斑、结节性红斑等，多见于急非淋 M_4 和 M_5；

④ 中枢性神经系统白血病（central nervous system leukemia，CNSL）：可发生在疾病的各个时期，但常发生在治疗后缓解期，这是由于化学药物难以通过血脑屏障，隐藏在中枢神

经系统的白血病细胞不能被有效杀灭,因而引起 CNSL,以急淋最常见,儿童患者尤甚,其次为急非淋亚型 M_4、M_5 和 M_2。轻者表现为头痛、头晕,重者可有呕吐、视乳盘水肿、视力模糊。颈项强直、抽搐、昏迷等;

⑤ 睾丸:睾丸出现无痛性肿大,多为一侧,另一侧虽无肿大,但在活检时往往也发现有白血病细胞浸润。睾丸白血病多见于急淋化疗缓解后的幼儿和青年,是仅次于 CNSL 髓外复发的根源;

⑥ 其他:白血病还可浸润其他组织器官,如肺、心、消化道、泌尿生殖系统等。

三、慢性白血病概述

慢性白血病按细胞类型分为慢性粒细胞白血病、慢性淋巴细胞白血病、慢性单核细胞白血病 3 型。我国以慢性粒细胞白血病多见,慢性淋巴细胞白血病较少见,慢性单核细胞白血病罕见。

慢性粒细胞性白血病(chronic myeloid leukemia,CML,简称慢粒)是一种发生在早期多能造血干细胞上的恶性骨髓增殖性疾病(获得性造血干细胞恶性克隆性疾病)。其特点为病程发展缓慢,外周血粒细胞显著增多且不成熟,脾明显肿大。自然病程可经历慢性期、加速器和急变期,多因急性变而死亡。本病各年龄组均可发病,以中年最多见。

慢性淋巴细胞白血病(chronic lymphoblastic leukemia,CLL,简称慢淋)是由于单克隆性小淋巴细胞凋亡受阻、存活时间延长而大量集聚在骨髓、血液、淋巴结和其他器官,最终导致正常造血功能衰竭的低度恶性疾病。慢淋绝大多数起源于 B 细胞,T 细胞较少。本病在我国较为少见,在欧美国家较常见。90%以上患者在 50 岁以上发病,男性略多于女性。起病缓慢,多无自觉症状,淋巴结肿大常为就诊的首发症状,以颈部、腋下、腹股沟淋巴结为主。

四、舒适护理指导

1. 日常舒适护理

(1) 保持住房环境安静、舒适、通风良好。

(2) 生活要有规律,养成良好的生活方式,保证充足的休息和睡眠。

(3) 合理饮食,进食富含营养,清淡、易消化少渣软食,避免辛辣刺激性食物。

(4) 多饮水,进食蔬菜、水果,以保持大便通畅。

(5) 注意保暖,避免受凉。

(6) 注意个人卫生,少去人群拥挤的地方。

(7) 经常检查口腔、咽部,及时发现有无感染。

(8) 不用牙签剔牙,用软毛刷刷牙。

(9) 不用手挖鼻孔,天气干燥时可涂金霉素眼膏或用薄荷油滴鼻。

(10) 进行适当的健身活动,如慢跑、散步、太极拳、练剑等,提高自身的抵抗力。

(11) 合理用药,禁止使用对骨髓造血系统有损害的药物,坚持巩固、维持治疗可延长急性白血病的缓解期和生存期。

2. 化疗的护理

(1) 出现静脉炎的患者,局部避免受压,患肢多活动,可使用药物外敷,如多磺酸黏多糖乳膏、喜疗妥等,以促进血液循环。

(2) 每个化疗疗程结束后要复查骨髓象,了解化疗效果和检查有无骨髓抑制的发生,避免应用其他抑制骨髓的药物。

(3) 有恶心、呕吐、食欲缺乏等消化道反应者,选择合适的进餐时间,在胃肠道症状最轻的时间进食,当出现恶心、呕吐时应暂缓或停止进食,及时清除呕吐物,保持口腔清洁。

(4)有口腔溃疡者,要加强口腔的护理,用漱口液漱口,及时局部用药。

(5)应用对肝功能有损害的化疗药物时,要定期检查肝功能。

(6)多饮水,减少药物对泌尿系统的刺激。

(7)某些药物可引起脱发,但大多数患者化疗结束后,头发会再生,可以使用假发或戴帽子进行修饰。

(8)化疗间歇期,可做力所能及的家务。

3. 情绪的调节

(1)白血病是造血系统肿瘤性疾病,虽然难治,但目前治疗进展快、效果好,要有信心。

(2)化疗脱发者,大多数在化疗结束后,头发是会再生的,脱发期间可使用假发或戴帽子进行修饰。

(3)善于发现自身的能力和优点,在治疗间歇期,可做一些力所能及的家务。

(4)不要孤立自己,与亲朋好友们一起面对疾病,也可向有类似经验的患者进行交流,分享经验,增强战胜疾病的信心。

(5)进行正常的社交活动,保持良好的情绪状态,这样更有利于身体的恢复。

五、舒适护理小贴士

1. 关于白血病患者的口腔溃疡

(1)减少溃疡面感染的概率,促进溃疡的愈合

(2)已经发生口腔溃疡者,应该加强自我口腔护理,每天2次,并且学会漱口液的含漱及局部溃疡用药的方法

(3)一般情况下选择生理盐水和朵贝液等交替漱口

（4）如果已经有口腔感染，应前往医院确诊感染菌种后对症处理。厌氧菌感染一般用 $1\%\sim3\%$ 过氧化氢溶液，真菌感染用 $1\%\sim4\%$ 碳酸氢钠溶液等。每次含漱时间为 $15\sim20$ 分钟，每天至少三次

（5）根据医生的建议使用一些促进溃疡面愈合的药物，如锡类散、新霉素等。

2. 关于白血病患者的饮食

（1）白血病患者机体内蛋白质的消耗量远远大于正常人，只有补充量多质优的蛋白质，才能维持各组织器官的功能。白血病患者应摄入高蛋白饮食，特别是多选用一些优质、消化与吸收率高的植物性蛋白，如豆制品。以补充身体对蛋白质的需要。

（2）多进食含维生素丰富的食物。含维生素 C 丰富的食物有油菜、雪里蕻、西红柿、小白菜、韭菜、荠菜、山楂、柑橘、鲜枣、猕猴桃、沙棘及柠檬等。含维生素 A 丰富的食物有胡萝卜、南瓜、苜蓿、柿子椒以及菠菜等。

（3）多摄入含铁质丰富的食物。白血病的主要表现之一是贫血，所以在药物治疗的同时，鼓励患者经常食用一些富含铁的食物，如豌豆、黑豆、绿色蔬菜、大枣、红糖、黑木耳、芝麻、蛋黄等。

（4）白血病患者，尤其在治疗过程中，消化系统往往会出现诸多反应如恶心、呕吐、腹胀、腹泻等症状，此时可采取少食多餐的进食方法，或在三餐之外，增加一些体积小、热量高、营养丰富的食品，如糕点、巧克力、面包、猕猴桃、鲜蔬汁等。

（5）根据病情对症调理饮食，患者呕吐剧烈时可暂停进食，好转后适当进半流质或软饭，如米粥、蛋羹、酸奶、豆腐脑、小笼包子等。

3. 关于白血病患者的运动指导

（1）白血病患者如果卧床时间过久，不注重康复锻炼，可能出现肌肉萎缩，关节强直，器官组织功能退化，因此，必须进行适当的有规律的锻炼。

（2）康复锻炼应由简到繁，逐渐增加运动量，根据自己的承受能力选择运动方式，以使个人能适应日常生活需要

（3）白血病患者要主动锻炼身体，做自己能做的各种形式的运动，以提高肌肉张力，改善耐力，如步行、上下楼梯、扫地、做饭等，这些活动看似简单，但对于白血病患者来说可以达到锻炼身体的效果。

（4）患者家属也应该参与，鼓励患者继续锻炼，每天陪患者散步、慢跑、聊天等，愉悦患者的身心。

（5）长期卧床的患者，家属可以为患者按摩，帮助患者做被动运动，改善局部血液循环，放松身体，从而帮助机体功能的康复。

（6）注意避免去人多或空气不流通的地方，以防止呼吸道感染。

第五节 淋 巴 瘤

淋巴瘤（lymphoma）是原发于淋巴结或其他淋巴组织的恶性肿瘤。可发生在身体任何部位，通常以实体瘤形式生长于淋巴组织丰富的组织器官中，其中以淋巴结、扁桃体、脾及骨髓等部位最易受累。临床上以无痛进行性淋巴结肿大和局部肿块为特征，同时可有相应器官受压迫或浸润受损症状。组织病理学上将淋巴瘤分为霍奇金淋巴瘤（Hodgkin lymphoma, HL）非霍奇金淋巴瘤（non-Hodgkin lymphoma, NHL）两大类，两者均可发生于淋巴组织，但它们在流行病学、病例特点和临床表现方面有明显的

不同。

一、概述

1. 病因

（1）病毒感染：常见病毒有：①EB 病毒（系 DNA 疱疹病毒）；②反转录病毒；③Kaposi 肉瘤病毒；

（2）免疫缺陷；

（3）其他：幽门螺杆菌可能是胃黏膜淋巴瘤的病因。

2. 分型

（1）霍奇金淋巴瘤：以肿瘤组织中存在里－斯（Reed-Sternberg）细胞为特征。国内以混合细胞型最为常见；除结节硬化型较为固定外，其他各型可以相互转化。

（2）非霍奇金淋巴瘤：1982 年，美国国立癌症研究所依据 HE 染色结果制定了一个 NHL 国际工作分类，但其未能反应肿瘤细胞免疫类型，也未能将近年来应用新技术而确定的新病种包括在内。

1994 年提出了欧美淋巴瘤分型修订方案，在此基础上，2000 年 WHO 提出了淋巴组织肿瘤分型方案，该方案结合了病理组织细胞的形态学及其免疫表型特征，利用单克隆抗体、细胞遗传学和分子生物学等新技术，将淋巴组织肿瘤分为霍奇金淋巴瘤、B 细胞肿瘤、T 细胞和 NK 细胞肿瘤三大类，为临床诊断、治疗方案选择和预后估计提供了更具针对性的依据和指导。

3. 临床表现

HL 多见于青年，儿童少见。NHL 可见于各年龄组，随年龄的增长而发病增多。无痛性、进行性淋巴结肿大或局部肿块是淋巴瘤共同的临床表现。临床表现因病理类型、分期及侵犯部位不同而错综复杂。

（1）淋巴结肿大：多以无痛性、进行性颈部或锁骨上淋巴结肿大为首发表现，其次是腋下、腹股沟等处淋巴结肿大，以 HL 多见。肿大的淋巴结可以活动，也可以相互粘连，融合成团块，触诊有软骨样感觉。深部淋巴结肿大可引起压迫症状。

（2）全身症状：

① 发热：热型多不规则，可呈持续高热，也可间歇低热，少数有周期热（Pel-Ebstein 热），后者约见于 1/6 的 HL 患者。30％～40％的 HL 患者以原因不明的持续性高热为首发症状。但 NHL 一般在病变较广泛是才发热，且多为高热。热退时大汗淋漓，为本病的特征之一。

② 皮肤瘙痒：这是 HL 较特异的表现，可为 HL 患者唯一的全身症状。局灶性瘙痒发生于病变部淋巴引流的区域，全身瘙痒大多发生于纵隔或腹部有病变的患者。多见于年轻患者，特别是女性。

③ 其他：包括乏力、盗汗与消瘦（半年内体重减轻＞10％）等，其中以盗汗及短期内明显消瘦为常见，NHL 患者若同时出现发热则多为晚期表现。

（3）组织器官受累：是病变远处扩散及结外侵犯的主要表现，常见于 NHL。不同组织器官受累会出现不同的临床表现。

二、舒适护理指导

（1）保持住房环境安静、安全、舒适。

（2）合理饮食：食谱要多样化，避免进食不易消化的油炸食品和容易产气的食物，忌吃油腻和生冷食物。

（3）口咽部及咽喉部溃疡疼痛者，可服用流质，如牛奶、麦片粥及清淡食物。

（4）口干舌燥者，可饮用柠檬汁、乌梅汤等。

（5）保证充分的休息和睡眠。

（6）运动锻炼：适当参与室外锻炼，如散步、打太极拳、体操、慢跑等。

（7）注意个人卫生，剪短指（趾）甲，避免用指甲抓搔皮肤。

（8）积极接受治疗，注意自我情绪的调节。

（9）正确使用药物，如有不良反应，及时就诊。

（10）出现身体不适，如疲乏无力、发热、盗汗、腹痛、腹泻、皮肤瘙痒等，及早就诊。

三、舒适护理小贴士

1. 关于放疗局部皮肤的护理

（1）避免局部皮肤受到强热或冷的刺激，尽量不用热水袋和冰袋。

（2）沐浴水温以 37～40° 为宜，浴巾要柔软，擦拭皮肤要轻柔，保持皮肤清洁干燥，避免皮肤受损。

（3）外出时避免阳光直接照射。

（4）不要用有刺激性的化学物品，如肥皂、乙醇、油膏、胶布等。

（5）放疗期间应选择宽松柔软的内衣。

（6）局部皮肤有发红、瘙痒时，及时涂抹无刺激护肤品保护皮肤。

（7）皮肤灼痛为干反应，可使用 0.2% 薄荷淀粉或氢化可的松软膏外涂。

（8）局部皮肤刺痒、渗液、水疱为湿反应，可用 2% 甲紫、冰片蛋清、氢化可的松软膏外涂。

（9）如局部皮肤有大片溃疡，或伴感染应立即前往医院就诊。

第七章　神经系统疾病的舒适护理

　　神经系统疾病指神经系统与骨骼肌由于血管病变、感染、变性、肿瘤、遗传、中毒、免疫障碍、先天发育异常、营养缺陷和代谢障碍等所致的疾病,主要表现为运动、感觉和反射障碍,若病变累及大脑时,常出现意思障碍与精神症状。

　　神经系统是人体最精细、结构和功能最复杂的系统。按解剖结构分为中枢神经系统(包括脑、骨髓)和周围神经系统(包括脑神经、脊神经);按功能分为躯体神经系统和自主神经系统。

第一节　脑　出　血

一、概述

　　脑出血指原发性非外伤性脑实质内出血,又称为自发性脑出血,是病死率最高的脑卒中类型,80%为大脑半球出血,脑干和小脑出血占 20%。

　　1. 病因

　　高血压合并细小动脉硬化最为常见,脑动脉粥样硬化、颅内动脉瘤和动静脉畸形、动脉炎、脑淀粉样血管病、脑底异常血管网病等也可引起脑出血。

　　2. 临床表现

　　临床表现的轻重主要取决于出血量和出血部位。

（1）壳核出血：最为常见。"三偏症"：病灶对侧偏瘫、偏身感觉障碍、同向性偏盲。双眼球不能向病灶对侧同向凝视；优势半球损害可有失语。

（2）丘脑出血："三偏症"，一般感觉障碍重于运动障碍。深浅感觉均有障碍，但深感觉障碍更明显，可伴有偏身自发性疼痛和感觉过敏。

（3）脑干出血：绝大多数为脑桥出血。常表现为突发头痛、呕吐、眩晕、复视、交叉性瘫痪或偏瘫、四肢瘫等。

（5）小脑出血：突然发病，眩晕和共济失调明显，可伴频繁呕吐和枕部疼痛。

（6）脑室出血：原发性多由于脉络丛血管或室管膜下动脉破裂所致，继发性为脑实质出血破入脑室所引起。

（7）脑叶出血：顶叶最为常见。

二、舒适护理指导

（1）保持住房环境安静、安全、舒适。

（2）合理饮食：进食低盐、低脂、高蛋白、高维生素饮食。

（3）戒烟酒。

（4）建立健康的生活方式，保证充足的休息和睡眠。

（5）进行适当的锻炼，运动强度不宜过强，以不引起不适为宜。

（6）避免过度的体力和脑力劳动。

（7）保持情绪稳定和心态平和，避免不良心理，如过度喜悦、愤怒、恐惧、悲伤等。

（8）养成定时排便的习惯，保持大便通畅，避免用力排便。

（9）如有高血压者，合理应用降压药物，避免血压的骤然升高而导致脑出血的发生。

（10）如出现无诱因的剧烈头痛、头晕、晕厥、肢体麻木、乏力或语言交流困难等症状，及时到医院就诊。

三、舒适护理小贴士

关于脑出血患者的康复训练

（1）肢体障碍须卧床的患者要经常变换体位，保持患者患肢在上，促进患者血液循环，一般情况下，保持侧卧位，头部给予良好的支持，上颈段保持屈曲。

（2）在家属和康复师协助下做患肢被动运动，患侧肢体各关节的被动活动，尤其是肩、手、髋、和踝关节为主，活动原则遵循由近端到远端，活动幅度由小到大，在患者无痛的范围内尽量达到最大活动范围。要注意动作要轻巧、缓和，逐个关节活动，保证所有关节全范围的活动。

（3）患者病情稳定后，在康复师指导下进行适当的健肢运动，主要依靠患侧自身的力量进行锻炼，包括床上翻身训练，坐起训练，坐位平衡训练，站立训练等。

（4）康复训练应当循序渐进，患者可以扶拐站立或靠墙站立时，可以尝试离床活动，可以开始进行室内外活动。

（5）脑出血后语言训练必不可少，有意识的尝试发音，保持耐心，从单音节开始，到多音节，以及整句的训练。

（6）病情稳定的情况下，尝试自己完成各种日常活动，如穿衣、吃饭、梳头、刷牙等，训练自理能力。

（7）家属在康复训练过程中扮演者十分重要的角色，协助患者完成康复训练，并且注意时刻鼓励患者。

第二节　脑 梗 死

一、概述

脑梗死（cerebral infarction，CT）又称缺血性脑卒中（cerebral ischemic stroke），指各种原因引起脑部血液循环障碍，缺血、缺氧所致的局限性脑组织缺血性坏死或软化。脑梗死发病率为 110/10 万，约占全部脑卒中的 60%～80%。临床上最常见的为脑血栓形成和脑栓塞。

1. 脑血栓形成

脑血栓形成（cerebral thrombosis，CT）即动脉粥样硬化性血栓性脑梗死（atherosclerotic thrombotic cerebral infarction），是脑血管疾病中最常见的一种，也是脑梗死最常见的临床类型，约占全部脑梗死的 60%。脑血栓形成是在脑动脉粥样硬化等动脉壁病变的基础上，脑动脉主干或分支管腔狭窄、闭塞或形成血栓，造成该动脉供血区局部脑组织血流中断而发生缺血、缺氧性坏死，引起偏瘫、失语等相应的神经症状和体征。

1）病因

（1）脑动脉粥样硬化：最为常见和基本病因。

（2）脑动脉炎：如结缔组织疾病、细菌和钩端螺旋体等感染引起的动脉炎。

（3）其他：血小板增多症、真性红细胞增多症、弥散性血管内凝血等。

2）临床表现

本病好发于中老年人，多见于 50 岁以上有动脉多样硬化、高血压、高血脂、糖尿病等；多数患者在安静或休息时发病，不少患者在睡眠中发生，次晨被发现不能说话，一侧肢体瘫痪；起病缓慢,症状多在发病后 10 小时或 1～2 天达高峰;以局灶定位症状为主,如偏瘫、失语、偏身感觉障碍和共济失调等。

3）临床分型

完全型:起病 6 小时内病情达高峰,为完全性偏瘫,病情重,甚至出现昏迷,多见于血栓栓塞。

进展型:发病后症状在 48 小时内逐渐进展或呈阶梯式加重。

缓慢进展型:起病 2 周以后症状仍逐渐发展。

可逆性缺血性神经功能缺失:症状和体征持续时间超过 24 小时,但在 1～3 周内完全恢复,不留任何后遗症。

2. 脑栓塞

脑栓塞(cerebral embolism)是指血液中的各种栓子(如心脏内的附壁血栓、动脉粥样硬化斑块、脂肪、肿瘤细胞、空气等)随血流进入颅内动脉系统,导致血管腔急性闭塞,引起相应供血区脑组织缺血性坏死,出现局灶性神经功能缺损的症状和体征。根据我国 6 城市调查,脑栓塞的患病率为 13/10 万,年发病率为 6/10 万。只要产生栓子的病原不消除,脑栓塞就有复发的可能。2/3 的复发发生在第 1 次发病后的 1 年之内。

1）病因

根据栓子来源分为 3 类:

(1)心源性:脑栓塞最常见病因。引起脑栓塞常见的心脏疾病有:心房颤动,最为常见病因;心脏瓣膜病;感染性心内膜炎;心肌梗死;二尖瓣脱垂。

(2)非心源性:常见原因:动脉粥样硬化斑块脱落性栓塞;脂肪栓塞;空气栓塞;感染性栓塞。

(3)来源不明性:有些脑栓塞虽经现代先进设备、方法进行仔细检查仍未能找到栓子的来源。

2）临床表现

（1）任何年龄均可发病，风湿性心脏瓣膜病所致以青壮年为主，冠心病及大动脉粥样硬化以中老年多见。

（2）通常发病无明显诱因，安静与活动时均可发病，以活动中发病多见。

（3）起病急骤，在数秒钟或很短时间内症状发展指高峰。

（4）常见的临床症状为局限性抽搐、偏瘫、偏盲、偏身感觉障碍、失语等，意识障碍常较轻且恢复快，严重者可突起昏迷、全身抽搐，可因脑水肿或颅内压增高，继发脑疝而死亡。

二、舒适护理指导

（1）保持住房环境安静、安全、舒适。

（2）合理饮食：进食高蛋白、高维生素、低盐、低脂、低热量清淡饮食，多食新鲜水果、蔬菜、谷类、鱼类和豆类。保持能量供需平衡。

（3）戒烟、限酒。

（4）养成良好的生活习惯，合理安排休息和娱乐活动，保证充足的休息和睡眠。

（5）运动锻炼：每天坚持进行 30 分钟以上的慢跑、散步等。

（6）气候变化时注意保暖，防止感冒。

（7）外出时叫人陪伴。

（8）老年人晨间睡醒时不要急于起床，最好安静 10 分钟后再缓慢起床，防止直立性低血压导致脑血栓的形成。

（9）积极治疗原发病，如高血压、高血脂、糖尿病等，遵医嘱正确服用降压、降糖和降脂药物。

（10）一旦出现头晕、头痛、一侧肢体麻木无力、讲话吐字不清或进食呛咳、发热、外伤史，应及时叫家属协助到医院就诊。

三、舒适护理小贴士

1. 吞咽功能障碍的康复方法

（1）进行唇、舌、颜面肌和颈部屈肌的主动运动和肌力训练。

（2）先进食糊状或胶冻状食物，少量多餐，逐步过渡到普通食物。

（3）进食时取坐位，颈部稍前屈（易引起咽反射）。

（4）对软腭进行冰刺激。

（5）咽下食物练习呼气或咳嗽（预防误咽）。

（6）进行构音器官的运动锻炼，这样有助于改善吞咽功能。

2. 语言障碍的康复方法

（1）肌群运动训练：进行唇、舌、齿、软腭、咽、喉与颌部肌群运动，如缩唇、叩齿、伸舌、卷舌、鼓腮、吹气、咳嗽等。

（2）发音训练：从张口诱发唇音（a、o、u）、唇齿音（b、p、m）、舌音开始，再到反复发单音节音（pa、da、ka），当能够完成单音节发音后，可复诵简单句，如早-早上-早上好等。

（3）复述训练：复述单词和词汇，每次复述 3～5 遍，轮回训练。

（4）命名训练：尝试着说出常用物品，说出家人的姓名等。

（5）刺激法训练：如听语指图、指物和指字。

第三节　癫　痫

一、概述

癫痫（epilepsy）是慢性反复发作性短暂脑功能失调综合征，是由不同病因导致脑部神经元高度同步化异常放电所引起的，以短暂性中枢神经系统功能失调为特征的慢性脑部疾病,是发作性意识丧失的常见原因。痫性发作(seizure)是脑神经元过度同步放电引起的短暂脑功能障碍,通常指1次发作过程。

1. 病因

(1)特发性癫痫(idiopathic epilepsy):又称原发性癫痫。病因不明,患者脑部无可以解释症状的结构变化或代谢异常,多在儿童或青年期首次发病,具有特征性临床及脑电图表现,药物治疗效果较好。

(2)症状性癫痫(symptomatic epilepsy):又称继发性癫痫。由脑部器质性病变和代谢疾病所引起,占癫痫的大多数,各个年龄组均可发病,药物治疗效果差。

(3)隐源性癫痫(cryptogenic epilepsy):病因不明,临床表现为症状性癫痫,但无特定的临床和脑电图特征。

2. 临床表现

共同特征:发作性、短暂性、刻板性、重复性。

痫性发作。根据国际抗癫痫联盟的分类准则,痫性发作分为部分性和全面性两个类型(见表7-1)。

表 7-1　国际抗癫痫联盟(ILAE,1981)癫痫发作分类

1. 部分性发作	(2)强直性发作
(1)单纯部分性:无意识障碍	(3)阵挛性发作
(2)复杂部分性:有意识障碍	(4)强直阵挛性发作
(3)部分性继发全身发作:部分性发作起始	(5)肌阵挛性发作
	(6)失张力发作
发展为全面性发作	3. 不能分类的发作
2. 全面性发作	
(1)失神发作:典型失神发作、不典型失神发作	

1) 部分性发作(partial seizures)

部分性发作是痫性发作最常见类型,发作起始症状和脑电图特点均提示起于一侧脑结构。

(1) 单纯部分性发作:以局部症状为特征,无意识障碍,发作持续时间一般不超过1分钟。①部分性运动性发作:指肢体局部的抽搐,大多数见于一侧眼睑、口角、手指或足趾,也可涉及整个一侧面部或一侧肢体远端。若发作从局部开始,沿大脑皮质运动区移动,临床表现为抽搐自手指—腕部—前臂—肘—肩—口角—面部逐渐扩展,成为癫痫(Jackson)发作;严重部分运动性发作患者发作后可遗留短暂性(30分钟至36小时)肢体瘫痪,成为Todd麻痹;②部分感觉性发作:躯体感觉发作表现为一侧肢体麻木感和针刺感;特殊感觉发作可表现为视觉性、听觉性、嗅觉性和味觉性发作;眩晕发作表现为坠落感或飘动感;③自主神经性发作:如多汗、苍白、潮红、呕吐等,很少是痫性发作的唯一表现;④精神性发作:表现为各种类型的遗忘症,虽可单独发作,但常为复杂部分性发作的先兆症状。

(2) 复杂部分性发作:主要特征有意识障碍,于发作起始出现各种精神症状或特殊感觉症状,随后出现意思障碍或自动症和遗忘症,有时一开始即有意思障碍,常称为精神运动性发作。病灶多在颞叶,故又称颞叶癫痫。

(3) 部分性发作继发全面性发作:先出现上述部分性发作,继之出现全身性发作。

2) 全面性发作

(1) 全面强直-阵挛发作:意识丧失、双侧强直后出现阵挛为此类型的主要临床表现,过去称为大发作。发作分为3期:

① 强直期:全身骨骼肌持续收缩:眼肌收缩致上眼睑上牵,眼球上翻或凝视;咀嚼肌收缩出现张口,随后突然闭合,可咬伤舌

尖;喉部肌肉和呼吸机收缩致患者尖叫一声,呼吸停止;颈部和躯干肌肉收缩使颈和躯干先屈曲,后反张,上肢由上举后旋转为内收前旋,下肢先屈曲后猛烈伸直。常持续 10～20 秒转入阵挛期。

② 阵挛期:不同肌群收缩和松弛交替出现,由肢端延及全身。阵挛频率逐渐减慢,松弛期逐渐延长,在一次剧烈阵挛后发作停止,进入发作后期。此期持续 30～60 秒。

③ 发作后期:此期尚有短暂的强直痉挛,造成牙关紧闭和大小便失禁。呼吸首先恢复,心率、血压和瞳孔渐至正常。肌张力松弛,意思逐渐清醒。

从发作开始至恢复经历为 5～10 分钟。醒后觉头痛、疲劳,对抽搐过程不能回忆。部分患者进入昏睡,少数患者在完全清醒前有自动症和意识模糊。

(2) 失神性发作:儿童期起病,青春期前停止发作。发作时患者意识短暂丧失,停止正在进行的活动,呼之不应,两眼凝视不动,可伴咀嚼、吞咽等简单的不自主动作,或伴失张力如手中持物坠落等。

(3) 强直性发作:全身性肌痉挛,肢体伸直,头眼偏向一侧,常伴自主神经症状如苍白、潮红、瞳孔散大等。躯干的强直性发作造成角弓反张。

(4) 阵挛性发作:全身重复性阵挛发作,恢复多较强直-阵挛发作快。

(5) 肌阵挛发作:突然、短暂、快速的肌肉收缩,累及全身,也可仅限于面部、躯干和肢体。

(6) 失张力发作:部分或全身肌肉的张力突然降低,造成张口、颈垂、肢体下垂和跌倒。

3) 癫痫持续状态

又称癫痫状态。是指癫痫连续发作之间意识尚未完全恢复又频繁再发，或癫痫发作持续 30 分钟以上不能自行停止。可见于任何类型的癫痫，但通常是指大发作持续状态。可由不适当地停用抗癫痫药物或治疗不规范、感染、精神刺激、过度劳累、饮酒等诱发。

（1）部分性癫痫症：

① 特发性：发病与年龄有关，多为儿童期癫痫。有部分性发作和局灶性脑电图异常，无神经系统体征和智能缺陷，常有家族史，脑电图背景活动异常。痛性表现不尽相同，但每个患儿的症状相当固定。a. 伴中央-颞部棘波的良性儿童癫痫，多于 3～13 岁发病，表现为口部、咽部和一侧面部的阵挛性抽搐，常伴有舌部僵硬、言语和吞咽困难。发作多在夜间，使患儿易惊醒，发作稀疏，约数月至数年发作 1 次，大多在 16 岁前痊愈。b. 伴有枕区放电的良性儿童癫痫：以视觉症状如视物模糊、幻视等为先兆，继以偏侧阵挛发作或自动症。c. 原发性阅读性癫痫：由阅读诱发，无自发性发作。阅读时出现下颌阵挛，常伴手臂痉挛，继续阅读会出现全面强直-阵挛性发作。

② 症状性：不同的病灶部位可出现不同类型的发作。各种症状性部分性癫痫均可激发为强直-阵挛发作。

（2）全面性癫痫和癫痫综合征：

① 特发性：与发病年龄有关，临床症状和脑电图变化开始即为双侧对称，舞神经系统阳性体征。a. 良性婴儿肌阵挛癫痫：于出生后第 1 年或第 2 年出现短促的全身肌阵挛。b. 儿童期失神癫痫：6～7 岁发病，女性多见，与遗传因素关系密切。每天频繁发作，可达数十次。c. 青少年期失神癫痫：青春早期发病，男女间无明显差异。d. 青少年肌阵挛性癫痫：表现为短促的不规律的肌阵挛，若累及全身，则导致跌倒，但无意识丧失。

② 症状性：根据有无特异性病因分为：a. 无特异性病因：如

早期肌阵挛脑病,于出生后3个月内发病,表现为肌阵挛和肌强直发作,伴智能障碍,病情严重,第1年即可死亡。b.有特异性病因:脑发育畸形如脑回发育不全和先天性代谢障碍如苯丙酮尿症。

③ 隐源性或症状性:推测其实症状性,但病史及现有检测手段未能发现病因。a.West综合征:也称婴儿痉挛症,出生后1年内发病,男孩多见。发病以前已表现出发育迟缓和神经系统体征,仅少数病例病前无异常。发作表现为短促的强直性痉挛,以屈肌为明显,常呈突然的屈颈、弯腰动作,也可涉及四肢。b.Lennox-astaut综合征:发病多在学龄前期,多伴有智能发育异常,发作形式多样,如不典型发作、强直性发作、肌阵挛发作和强直-阵挛发作等。

二、舒适护理指导

1. 急救护理

(1) 保持情绪冷静。

(2) 保持环境的安静,避免不良刺激。

(3) 就地平卧,头偏向一侧。

(4) 松开领带和衣扣,解开腰带。

(5) 有活动性义齿者取下义齿,清除口腔和鼻腔分泌物。

(6) 将小毛巾塞入上下臼齿之间,防止舌咬伤。

(7) 不要剧烈搬动患者。

(8) 不要强行按压肢体。

(9) 疏散周围人群,避免围观,保持空气流通。

(10) 耐心等待医务人员的到来,配合抢救。

2. 日常舒适护理

(1) 保持住房环境的安静、安全、舒适。

（2）保证充足的休息。

（3）养成良好的生活习惯，劳逸结合，可适当地参加体力和脑力活动。

（4）饮食护理：进食清淡、有营养的食物，避免辛辣刺激性食物，避免饥饿或过饱。

（5）养成良好的排便习惯，避免便秘的发生。

（6）戒烟酒，戒咖啡。

（7）减少精神和感觉刺激，如长时间看电视、洗浴、玩游戏机等。

（8）尽量不去舞厅、歌厅、游戏厅。

（9）禁忌游泳和洗蒸汽浴。

（10）平时随身携带提示有姓名、住址、联系电话及疾病诊断的个人信息卡，以备发作时及时联系与急救。

三、舒适护理小贴士

用药的护理

（1）根据发作类型选择药物。

（2）为预防 2 种或多种用药所致慢性中毒而使发作加重，应坚持单药治疗。

（3）从小剂量开始，逐渐加量，已经可能控制发作、又不引起毒性反应的最小有效剂量为宜。

（4）饭后服用。

（5）长期、规律用药，切忌突然停药、减药、漏服及自行换药。

（6）药物减量后病情有反复或加重者，尽快就诊。

（7）定期复查，首次服药后 5～7 天查抗癫痫药物的血药浓度，每 3 个月至半年复查 1 次，每月检查血常规和每季检查肝、肾功能。

（8）出现发作频繁或症状控制不理想，或出现发热、皮疹是及时到医院就诊。

第四节 帕金森病

帕金森病（Parkinson disease，PD）又称震颤麻痹（paralysis agitans），是中老年常见的神经系统变性疾病，以静止性震颤、运动迟缓、肌强直和体位不稳为临床特征，病理改变是黑质多巴胺（DA）能神经元变性和路易小体形成。

一、概述

1. 病因

（1）年龄老化：本病多见于中老年人，60岁以上人口的患病率高达1%，而40岁以前发病者甚少，年龄老化可能与发病有关。

（2）环境因素：流行病学调查显示，长期接触杀虫剂、除草剂或某些工业化学品等可能是PD发病的危险因素

（3）遗传因素：本病在一些家族中呈聚集现象，有报道10%左右的PD患者有家族史，包括常染色体显性遗传或常染色体隐性遗传。细胞色素P450O2D6型基因可能是PD的易感基因之一。

帕金森综合征：高血压脑动脉硬化、脑炎、外伤、中毒、基底核附近肿瘤及吩噻嗪类药物等所产生的震颤、强直等症状。

2. 临床表现

（1）静止性震颤：多从一侧上肢开始，呈现有规律的拇指对掌和手指屈曲的不自主震颤，类似"搓丸"样动作。具有静止时明显震颤，动作时较轻，入睡后消失等特征，故称为"静止性震颤"；随着病程进展，震颤可逐渐涉及下颌、唇、面和四肢。

（2）肌强直：多从一侧上肢或下肢的近端开始，逐渐蔓延至远端、对侧和全身肌肉。肌强直表现为曲肌和伸肌张力均增高，被动运动关节是始终保持阻力增高，类似弯曲软铅管的感觉，故称"铅管样肌强直"。多数患者因伴有震颤、检查是可感到均匀的阻力中出现断续停顿，如同转动齿轮干，成为"齿轮样强直"，这是由于肌强直与静止性震颤叠加所致。

（3）运动迟缓：随意动作减少、减慢，多表现为开始的动作困难和缓慢，如行走时启动和终止均有困难。面肌强直是面部表情呆板，双眼凝聚和瞬目动作减少，笑容出现和消失减慢，造成"面具脸"。手指精细动作很难完成，系鞋带、裤带等很难进行；有书写时字越写越小的倾向，成为"写字过小征"。

（4）姿势步态异常：早期走路拖步，迈步时身体前倾，行走时步距缩短，颈肌、躯干肌强直而使患者站立时呈特殊屈曲体姿，行走时上肢协同摆动的联合动作减少或消失；晚期可出现坐位、卧位起立困难，有时行走中全身僵住，不能动弹，称为"冻结"现象；有时迈步后碎步、往前冲，越走越快，不能立即停步，称为"慌张步态"。

二、舒适护理指导

（1）保持住房的安静、安全、舒适。

（2）合理饮食：进食高热量、高维生素、维生素丰富、低盐、低脂、适量优质蛋白的易消化饮食，多进食新鲜蔬菜、水果。

（3）避免食用槟榔。

（4）及时补充水分。

（5）戒烟酒。

（6）养成良好的排便习惯，保持大便通畅，便秘者可适量服用蜂蜜、麻油等帮助排便。

（7）运动锻炼：坚持适当的运动和体育锻炼，如散步、打太极拳等。

（8）加强日常生活运动锻炼，尽量自己进食、洗漱、穿脱衣服等。

三、舒适护理小贴士

1. 关于药物

（1）小剂量开始，逐渐缓慢加量直至有效维持。

（2）避免与维生素 B_6、氯氮䓬、复方利血平、氯丙嗪、奋乃静等药物同服。

（3）左旋多巴：不良反应：①易动症：舞蹈样或肌张力障碍样异常不随意运动，表现为怪相、摇头以及双臂、双腿和躯干的各种异常运动。处理：减量、停药。②"开-关现象"：每天多次突然波动与严重运动减少和缓解（但伴有易动症）两种状态之间。处理：减少每次剂量，增加服药次数而每天总药量不变或适当加用多巴胺受体激动药，减少左旋多巴用量。③剂末恶化：又称为疗效减退，指每次服药药物的作用时间逐渐缩短，表现为症状有规律的波动。处理：增加每天总剂量，分开多次服用。

（4）观察和记录不良反应的次数和持续时间，以便作为调整药物提供依据。

2. 关于安全

（1）避免登高和操作高速运转的机器。

（2）上肢震颤未能控制、日常生活活动不便时，避免拿热水、热汤，以防烧伤、烫伤等。

（3）不单独使用煤气、热水器及锐利器械。

（4）不进食带骨刺的食物。

（5）不使用易碎的器皿。

（6）有直立性低血压者，睡眠时抬高床头，避免快速坐起或下床活动。

（7）外出时衣服口袋内放置"安全卡"，卡上写有患者姓名、地址和联系电话，或佩戴手腕识别标志。

3. 关于运动

（1）疾病早期。维持、增加业余爱好，参加有益的社交活动，坚持适当运动锻炼，如养花、下棋、散步、太极拳、体操等。

（2）疾病中期。有计划有目的地进行锻炼：做力所能及的家务，如叠被子、扫地等；如感到从椅子上起立或坐下有困难，每天做完一般运动后，应反复多次练习起坐动作；当感到起步困难和步行时突然出现僵住不能动的现象，不要紧张，放松思想，尽量跨大步伐；向前走时脚要抬高，双臂要摆动，目视前方，不要目视地面；转弯时，不要碎步移动，否则易失去平衡；当感到脚黏在地上时，先后退一步，再往前走；他人协助行走时，告知他人不要强行拉着自己走。

（3）疾病晚期。取舒适卧位，生活用品（毛巾、纸巾、茶杯等）放于易取处；被动活动关节，按摩四肢肌肉，但动作要轻柔。

第五节　老年性痴呆

老年性痴呆是指老年期发生的以慢性进行性智力衰退为主要表现的一种神经精神疾病。早期症状是近事遗忘，性格改变，多疑，睡眠节律改变；进一步发展为远近记忆均受损，出现计算力、定向力和判断力障碍，或继发其他精神症状，个性改变及自制力丧失。

一、概述

1. 病因

基本病因一是由于脑卒中（中风）而引起的脑血管病性痴呆；

另一是因脑萎缩变性而引起的老年痴呆；还有，发生在老年人的脑挫伤、脑肿瘤、脑炎、内分泌疾病、中毒，甚至包括诸如听力减退、视力下降、失语等交流障碍都可以发生痴呆。

2. 临床表现

（1）记忆障碍。

（2）计算障碍。

（3）定向力障碍。

二、舒适护理指导

（1）保持住房的安静、安全、舒适，住房尽量安定，避免反复迁居，室内陈设要整齐，避免地上杂物和一些尖锐物品，以防患者遭受损伤。

（2）多参加社会活动，多动手动脑，适当参加体育锻炼。

（3）合理饮食：饮食多样化，不宜过饱，进食高蛋白、高维生素、高纤维、低胆固醇、低脂肪、低糖、低盐饮食。

（4）养成良好的生活习惯，早睡早起，定时进食，定时排便，保持大便通畅。

（5）保持良好的心态，情绪乐观，减少思虑，去除忧愁，防止惊恐。

（6）外出时要有人陪同（并且是很熟悉患者的人），老人身上应放置联系卡片（上面有亲人的联系方式及住址），便于及时与家人取得联系。

（7）避免让老人长时间独自一人待在某个地方，以防遭遇其他危险。

（8）亲人应多陪伴老人，给予老人各方面必要的帮助，多陪老人外出散步，去尝试一些新的东西，接触新事物，让其感受到自己并不孤独和寂寞。

（9）尊重老人的人格，对于老人的一些反常行为应予以理解，并引导老年人正确地进行活动。

三、舒适护理小贴士

智能康复训练

（1）增强记忆力：鼓励老人参加一些力所能及的社交活动，通过动作、语言、声音、图像等信息刺激，提高记忆力。对于记忆障碍严重者，可以给老人制订固定的日常生活作息，以及固定的业余活动。对容易忘记的事或经常出错的地方，可以设定明显的温馨提示，以帮助记忆。

（2）脑力锻炼（智力锻炼）：引导患者开展力所能及的日常活动，尤其早、中期患者，比如做手工、练书法、听音乐、户外活动等；也可以进行一些小智力游戏，如拼图游戏，对一些图片、实物、单词做归纳和分类，进行由易到难的数字概念和计算能力训练等；指导家人经常与患者说话，带着他背诗、读报、写字、唱歌、跳舞等，让家庭充满生活情趣。

（3）理解和表达能力训练：在讲述一件事情后，提出问题让老人回答或让其解释一些词语的含义，由简单到复杂，逐渐增加难度，前期要注意放慢语速，以免老人跟不上。

（4）社会适应能力的训练：人的大脑和躯体功能都是用进废退，早期痴呆的患者，坚持让他自己吃饭、穿衣、收拾房间，保持生活自理能力，多给他创造与周围环境接触的机会，活跃情绪，减缓精神衰退。

第八章 内分泌系统疾病的舒适护理

　　内分泌系统疾病包括下丘脑、垂体、甲状腺、肾上腺等疾病，其他系统疾病或激素药物的使用等也可能引起内分泌疾病。代谢疾病指机体新陈代谢过程中某一环节障碍引起的相关疾病，如糖尿病。营养疾病则是营养物质不足、过剩或比例失调引起的，如肥胖症。风湿性疾病泛指病变累及骨、关节及其周围软组织，如肌肉、滑膜、肌腱、筋膜、神经等的一组疾病。

概　　述

　　1. 内分泌系统的结构、功能

　　内分泌系统包括内分泌腺(如下丘脑、垂体、甲状腺等)、内分泌组织和细胞。

　　内分泌腺直接由下丘脑调控，下丘脑具有神经分泌细胞的功能，可以合成释放激素和抑制激素，通过垂体-门静脉系统进入腺垂体，调节各种分泌细胞激素的合成和分泌。甲状腺是人体最大的内分泌腺体，主要作用是合成与分泌甲状腺素(thyroxine，T4)及三碘甲状腺原氨酸(triiodothyronine，T3)，促进机体能量代谢、物质代谢和生长发育。胰岛主要分泌胰岛素和胰高血糖素。胰岛素的主要作用是：促进葡萄糖的利用及肝糖原合成，抑制糖异生，促进葡萄糖转变为脂肪酸储存于脂肪组织而使血糖下降。胰高血糖素与胰岛素作用相反。

　　激素是内分泌细胞分泌的微量活性物质，也是通过与靶细胞受体结合而发挥调节作用的化学信使。激素水平能否保持动态平衡,决定于激素的分泌、在血中与蛋白结合及最终降解,其中最重要的决定因素是激素的生成和分泌率。

2. 营养和代谢的生理

新陈代谢是指在生命机体中所进行的众多化学变化的总和,是人体生命活动的基础。

人体所需的营养物质主要来自食物,少数可在体内合成。这些来自外界以食物形式摄入的物质就是营养素。《中国居民膳食营养素参考摄入量》对营养素分类如下:

(1)宏量营养素:包括碳水化合物、蛋白质和脂肪。

(2)微量营养素:指矿物质,包括常量元素和微量元素。

(3)维生素:分为脂溶性和水溶性。

(4)其他膳食成分:膳食纤维、水等。

食物在胃肠道经消化液、酶、激素等的作用转变为氨基酸、单糖、脂肪酸、甘油,与水、盐、维生素一起被吸收入血或经淋巴入血,到达肝和周围组织被利用,以合成物质或提供能量。

3. 风湿性疾病

风湿性疾病属自身免疫病,且病因复杂,主要与感染、免疫、代谢、内分泌、地理环境、遗传、退行性变、肿瘤等因素有关,但机制未明。

第一节　甲状腺功能亢进

一、概述

甲状腺功能亢进症简称甲亢,指甲状腺腺体本身产生甲状腺激素(TH)过多,引起以神经、循环、消化等系统兴奋性增高和代谢亢进为主要表现的一组临床综合征。各种病因所致的甲亢中，以 Graves 病最多见。Graves 病（Graves disease，GD）又称弥漫性甲状腺肿，约占全部甲亢的 $80\%\sim85\%$。

1. 病因

（1）遗传因素：GD 有显著的遗传倾向。

（2）免疫因素：最主要的免疫异常表现为抑制性 T 细胞功能缺陷，辅助性 T 细胞功能相对增强，而后者具有辅助 B 细胞合成甲状腺自身抗体的作用。

（3）环境因素：环境因素对本病的发生发展有重要影响。

2. 临床表现

（1）甲状腺毒症表现：

① 高代谢综合征：疲乏无力、怕热多汗、皮肤潮湿、多食善饥、体重显著下降；

② 精神神经系统：神经过敏、好言多动、紧张焦虑、焦躁易怒等；

③ 心血管系统：心悸、胸闷、气短，第一心音亢进；

④ 消化系统：胃肠蠕动增快，排便次数增多；

⑤ 肌肉和骨骼系统：主要表现为甲状腺毒症性周期性瘫痪；

⑥ 生殖系统：女性常有月经减少或闭经。男性有勃起功能障碍，偶有乳腺发育；

⑦ 造血系统：淋巴细胞比例增加等。

（2）甲状腺肿：呈弥漫性、对称性甲状腺肿大，质地不等、无压痛。甲状腺上下极可触及震颤，可闻及血管杂音。

（3）眼征：分为两类：一类为单纯性突眼，包括：①轻度突眼；②Stellwag 征：瞬目减少，眼神炯炯发亮；③上眼睑挛缩，睑裂增宽；④von Graefe 征：双眼向下看时，上眼睑不能随眼球下落；⑤Joffroy 征：眼球向上看时，无额纹；⑥Mobius 征：双眼辐辏不良。另一类为浸润性突眼，与眶后组织的自身免疫炎症有关。

二、舒适护理指导

（1）保持住房环境安静舒适、通风良好、避免嘈杂。

（2）保证充足的休息和睡眠，养成良好的生活习惯。

（3）进行适当的锻炼，运动强度不宜过强，以不感疲劳为宜。

（4）大量出汗者应保持皮肤清洁干燥，及时更换浸湿的衣服和床单。

（5）上衣领宜宽松，避免压迫甲状腺，严禁用手挤压甲状腺。

（6）合理饮食，进食营养丰富的食物，多摄取优质蛋白。

（7）妊娠可加重甲亢，故应治愈后再妊娠。

（8）保持居室安静轻松的气氛，保持身心愉快，避免精神刺激和过度劳累。

（9）多参加团体活动，以免社交障碍产生焦虑，建立和谐的人际关系。

（10）若出现高热、恶心、呕吐、不明原因腹泻、突眼加重等，警惕甲状腺危象可能，应及时到医院就诊。

（11）加强病情自我监测，观察精神状态和手指震颤情况，有无焦虑、烦躁、心悸等甲亢加重的表现，必要时到医院就诊。

三、舒适护理小贴士

1. 饮食护理

（1）进食高热量、高蛋白、高维生素及矿物质丰富的食物，主食应足量，增加奶类、蛋类、瘦肉类等优质蛋白，多吃新鲜蔬菜水果。

（2）多饮水，每天饮水 2 000～3 000 ml，但并发心脏疾病者应避免大量饮水。

（3）避免进食浓茶、咖啡等刺激性饮料，以免引起精神兴奋。

（4）减少芹菜、韭菜、粗粮等粗纤维摄入，以减少排便次数。

（5）避免进食海带、紫菜、深海鱼等含碘丰富的食物，食用无碘盐，慎食卷心菜、甘蓝等易致甲状腺肿的食物。

2.眼部护理

（1）外出戴深色眼镜，减少光线、灰尘和异物的侵害。

（2）经常以眼药水湿润眼睛，避免过度干燥。

（3）睡前涂抗生素眼膏，眼睑不能闭合者用无菌纱布或眼罩覆盖双眼。

（4）当眼睛有异物、刺痛或流泪时，勿用手直接揉眼睛。

（5）睡觉或休息时抬高头部，限制钠盐摄入，减轻球后水肿。

（6）定期做眼科角膜检查。

（7）如有畏光、流泪、疼痛，视力改变等角膜炎、角膜溃疡先兆，应及时复诊。

3.用药护理

（1）按剂量按疗程服药，不可自行减量或停药，每天清晨起床前自测脉搏，定期测量体重。脉搏减慢、体重增加是治疗有效的指标。

（2）定期复查血象和做甲状腺功能测定。

（3）如出现感染症状、严重皮疹、中毒性肝炎等应立即停药，及时到医院就诊。

（4）妊娠期甲亢应避免各种对母亲及胎儿造成影响的因素，宜选用抗甲状腺药物治疗，禁用^{131}I治疗，慎用普萘洛尔，加强胎儿监测。

（5）产后如需继续服药，则不宜哺乳。

第二节　糖尿病

一、概述

糖尿病是由遗传和环境因素相互作用而引起的一组以慢性

高血糖为特征的代谢异常综合征。分为 1 型糖尿病、2 型糖尿病、其他特殊类型糖尿病和妊娠糖尿病。

1. 病因

（1）1 型糖尿病：绝大多数是自身免疫性疾病，遗传和环境共同参与发病过程。

（2）2 型糖尿病：

① 遗传易感：2 型糖尿病发病有更明显的家族遗传基础；

② 胰岛素抵抗和 β 细胞功能缺陷；

③ 耐量减低和空腹血糖调节受损；

④ 临床糖尿病。

2. 临床表现

1 型糖尿病多在青少年期起病，起病急，症状明显，有自发酮症倾向。某些成年患者早期临床表现不明显，甚至不需要胰岛素治疗。1 型糖尿病患者一般很少肥胖，但肥胖也不能排除本病可能。

2 型糖尿病多发生在成年人和老年人，患者多肥胖，起病缓慢，部分患者可长期无代谢紊乱症状，常在体检时发现高血糖。

1）代谢紊乱综合征多尿、多饮、多食和体重减轻

皮肤瘙痒：由于高血糖及末梢神经病变导致皮肤干燥和感觉异常。

其他症状：四肢酸痛、麻木、腰痛、性欲减退等。

2）并发症

（1）急性并发症：

① 糖尿病酮症酸中毒：疲乏，四肢无力，"三多一少"症状加重，食欲缺乏，恶心、呕吐，常伴头痛、嗜睡、烦躁、呼吸深快有烂苹果味；

② 高血糖高渗状态：严重高血糖，高血浆渗透压，脱水，无明

显酮症酸中毒,常有不同程度的意识障碍和昏迷;

③ 感染:疖、痈等皮肤化脓性感染多见,可致败血症或脓毒血症;

④ 低血糖:肌肉颤抖,心悸,出汗,饥饿感,软弱无力,紧张,焦虑,流涎,面色苍白,心率加快,四肢湿冷。

(2)慢性并发症:

① 糖尿病大血管病变:是糖尿病最严重而突出的并发症,病情进展快,主要表现为动脉粥样硬化;

② 糖尿病微血管病变:是糖尿病的特异性并发症,以肾脏和视网膜病变最为重要;

③ 糖尿病神经病变:以周围神经病变最常见,通常为对称性,下肢较上肢严重,病情进展缓慢。常先出现肢端感觉异常,如袜子或手套状分布,伴麻木、烧灼、针刺感或如踏棉垫感,有时伴痛觉过敏;

④ 糖尿病足:表现为足部溃疡与坏疽,是糖尿病患者截肢、致残的主要原因之一。

二、舒适护理指导

(1)保持居室空气清新、阳光充足、通气良好。

(2)保证充足的休息与睡眠,进行适当体育锻炼,增强免疫力,避免剧烈运动。

(3)注意保暖,避免受凉,预防细菌及病毒感染。

(4)保证饮食平衡,使体重恢复正常并保持稳定。

(5)按时按量服用降糖药或使用胰岛素,不可自行停药或减量。

(6)应用便携式血糖仪加强自我血糖监测,每日测量空腹血糖及餐后血糖,发现血糖波动过大或持续高血糖,应及时就医。

（7）定期测量血压及体重。

（8）外出时随身携带识别卡，以便发生紧急情况时及时处理。

（9）养成规律的生活习惯，戒烟酒。

（10）保持皮肤清洁，勤洗澡、勤换衣，洗澡时水温不可过热，香皂选用中性为宜，内衣以棉质、宽松、透气为好，皮肤瘙痒者不要搔抓皮肤。

（11）勤用温水清洗外阴并擦干，防止和减少瘙痒和湿疹的发生。

（12）注意情绪调节，保持心情愉悦。

（13）正确处理疾病所致的生活压力，树立与糖尿病做长期斗争及战胜疾病的信心。

三、舒适护理小贴士

1. 饮食指导

1）总热量的制订

（1）根据理想体重、工作性质、生活习惯计算每天所需总热量。

（2）男性理想体重（kg）＝身高（cm）－105，女性理想体重（kg）＝身高（cm）－105－2.5。成人休息状态下每天每千克理想体重给予热量（25～30 kcal），轻体力劳动（30～35 kcal），中度体力劳动 146～167 kJ（35～40 kcal），重体力劳动 167 kJ（40 kcal）以上。

（3）孕妇、乳母、营养不良和消瘦、伴有消耗性疾病者每天每千克体重酌情增加 20.9 kJ（5 kcal）；肥胖者酌情减少 20.9 kJ（5 kcal）。

2）食物的组成和分配

碳水化合物约占总热量的 50％～60％，蛋白质含量不超过

15%,脂肪约占 30%。可按每天三餐 1/5、2/5、2/5 或各按 1/3 分配。

3) 其他注意事项

(1) 忌吃油炸、油煎食物,炒菜宜用植物油,少食动物内脏、蟹黄、虾子、鱼子等胆固醇高的食物。限制饮酒,每天食盐<6 g。

(2) 严格限制各种甜食,包括各种食糖、糖果、甜点心、饼干、水果及各种含糖饮料等。血糖控制较好者,可在两餐间或睡前加食含果糖或蔗糖的水果,如苹果、橙子、梨等。

(3) 每周定期测量体重一次,适当调整饮食方案,使体重恢复正常并保持稳定。

2. 运动指导

(1) 有氧运动为主,如散步、慢跑、骑自行车、做广播体操、打太极拳、球类活动等。

(2) 最佳运动时间是餐后 1 小时(以进食开始计时),不宜空腹运动。

(3) 合适的运动强度为:心率=170-年龄。

(4) 活动时间为 30~40 分钟。

(5) 运动强度应适宜:可以微微出汗,但不能大汗淋漓;可以说话,但是不能唱歌。

(6) 如血糖<5.5 mmol/L 或血糖>16.7 mmol/L 或出现心慌、气短、心悸、急性感染、糖尿病足等,则不宜运动。

3. 口服降糖药指导

(1) 磺脲类:如格列苯脲(优降糖)、格列喹酮(糖适平)、格列美脲(亚莫利)。餐前 0.5 小时服用,最主要的不良反应是低血糖。

(2) 双胍类:如二甲双胍、格华止。餐中或餐后吞服,不良反应有腹部不适、口中有金属味、恶心、畏食、腹泻等。

(3) 阿卡波糖(拜糖平):与第一口饭同时嚼服,常有腹胀、排气增多或腹泻等症状。

4. 胰岛素使用指导

（1）先抽吸短效胰岛素，再抽吸长效胰岛素，然后混匀。

（2）未开封的胰岛素放于冰箱 4～8℃冷藏保存，正在使用的胰岛素在常温下（不超过 28℃）可使用 28 天，应避免过冷过热、太阳直晒、剧烈晃动。

（3）采用皮下注射，宜选择皮肤疏松部位，如上臂三角肌、臀大肌、大腿前侧、腹部等。腹部吸收最快。

（4）注射时需与上 1 次注射部位相距 1 cm 以上。

（5）每天监测血糖 2～4 次，如发现血糖波动过大或持续高血糖，应及时就医。

（6）每次注射前应更换针头，注射后将针头丢弃。

5. 糖尿病足护理指导

（1）勤换鞋袜，每天清洗足部 1 次，10 分钟左右；水温适宜，不能烫脚，可用手肘试水温；洗完后用柔软的浅色毛巾擦干，尤其是脚趾间。

（2）皮肤干燥者必要时可涂羊毛脂，但不可常用，以免皮肤过度浸软。

（3）不要赤脚走路，外出时不可穿拖鞋，应选择柔软轻巧、透气性好、前端宽大、圆头、有带或鞋袢的鞋子，鞋底要平、厚。

（4）新鞋第一次穿 20～30 分钟，之后再逐渐增加穿鞋时间。

（5）穿鞋前先检查鞋子，清除异物和保持里衬的平整。

（6）袜子选择以浅色、弹性好、吸汗、透气及散热性好的羊毛质地为佳，大小适中、不粗糙、无破洞。

（7）指甲修剪与脚趾平齐，并挫圆边缘尖锐部分。

（8）冬天不要使用热水袋、电热毯或烤灯保暖，谨防烫伤，同时应注意预防冻伤。

（9）夏天注意避免蚊虫叮咬。

（10）适当步行和进行腿部运动，促进肢体血液循环。避免盘腿坐或跷二郎腿。

（11）戒烟，积极控制血糖。

6．发生低血糖时的处理指导

（1）神志清醒者，含糖 15～20 g 的糖水、含糖饮料或饼干、面包等，以葡萄糖为佳；15 分钟后测血糖如仍低于 3.9 mmol/L，再吃含 15 g 糖的食物一份。

（2）神志不清者应立即送往医院。

第三节　肥　胖

一、概述

肥胖症为多种因素相互作用引起的体内脂肪堆积过多和（或）分布异常，体重增加的慢性代谢性疾病。本病作为代谢综合征的主要组分，常与多种疾病如 2 型糖尿病、血脂异常、高血压、冠心病、脑卒中和某些癌症密切相关。

1．病因

（1）遗传因素：肥胖症有家族集聚倾向。

（2）环境因素：饮食习惯不良、饮食结构不合理；久坐的生活方式、体育运动少、体力活动不足。

（3）神经-内分泌-代谢紊乱：神经系统和内分泌系统双重调节，影响能量摄取和消耗的效应器官。

（4）其他因素：如与棕色脂肪组织（BAT）功能异常有关。

2．临床表现

（1）肥胖本身症状：肥胖症可引起脂肪分布异常。按脂肪组织块的分布,通常分为两种体型。中心型肥胖者脂肪主要分布在腹腔和腰部,多见于男性,故又称为腹型、内脏型、苹果型、男性型;外周型肥胖者多见于女性,脂肪主要分布于腰部以下,如下腹部、臀部、大腿,称为梨型、女性型。

（2）肥胖并发症症状:睡眠呼吸暂停综合征、静脉血栓、胆囊疾病、高尿酸血症和痛风、骨关节病、发育功能受损等,并增加麻醉和手术的危险性。恶性肿瘤发病率升高。

3. 实验室及其他检查

体重指数(BMI):体重除以身高的平方。

WHO标准:正常范围为 $18.5\sim24.9$ kg/m^2,$\geqslant25.0$ kg/m^2 为超重,$25.0\sim29.9$ kg/m^2 为肥胖前期,$30.0\sim34.9$ kg/m^2 为一级肥胖,$35.0\sim39.9$ kg/m^2 为二级肥胖,$\geqslant40.0$ kg/m^2 为三级肥胖。

二、舒适护理指导

（1）保持住房环境安静、温暖、阳光充足、通风良好。

（2）合理安排作息,保证充足的睡眠。

（3）养成良好的饮食习惯,科学的安排饮食,减少热量摄入,限制饮酒。

（4）保持健康的生活方式,尽可能使体重维持在正常范围内。

（5）有肥胖家族史的儿童,产后及绝经期妇女,中年男性或病后恢复期等人群,应早指导、早干预。

（6）建立节食意识,每餐不过饱,挑选脂肪含量低的食物。

（7）长期坚持体育运动,运动方式和运动量应适宜,注意循序渐进。

（8）自我监督并记录饮食和运动情况,每周监测体重和腰围。

（9）重度肥胖者应长期坚持服药。

（10）保持心情舒畅，避免焦虑、抑郁等不良情绪。

三、舒适护理小贴士

1. 饮食指导

（1）食物应多样，谷类为主，避免高脂肪和高热量饮食。

（2）多吃蔬菜水果，适量增加膳食纤维。

（3）选择健康的烹饪方式，避免油煎、油炸等。

（4）体重应持续、缓慢下降，以每周下降 0.5～1.0kg 为宜。

（5）改变不良饮食行为，限定进食次数，限定在家中进食。

（6）使用小容量的餐具，养成细嚼慢咽的习惯。

（7）不进食油煎食物、快餐、零食、巧克力、甜食等高热量食物。

（8）每次进食前先喝 250 ml 水或先喝汤以增加饱腹感，减少主食摄入量。

2. 运动指导

（1）应长期坚持体育锻炼，根据自身年龄、性别、肥胖程度及爱好选择合适的运动方式、运动强度和运动量。

（2）宜有氧运动，如快步走、打太极拳、慢跑、游泳、跳舞、做广播体操、登山、球类运动等。

（3）运动时的心率不宜超过 170 － 年龄（次/分）。

（4）先由小运动量开始，待适应后再逐步增加至应达到的目标。

（5）每天累计达到 8 000～10 000 步运动量，其中包括每周 2～3次抗阻力肌肉锻炼，隔天进行，每次 20 分钟。

（6）固定每天的运动时间，充分利用一切增加活动的机会（如走楼梯而不乘电梯），鼓励多步行，减少静坐时间。

（7）运动过程中如出现头晕、胸闷或胸痛、呼吸困难、恶心等，应停止活动。

第四节　痛　风

一、概述

痛风是慢性嘌呤代谢障碍所致的一组异质性代谢性疾病。痛风的生化标志是高尿酸血症。

1. 病因

（1）原发性痛风属遗传性疾病，由先天性腺嘌呤代谢异常所致，大多数有阳性家族史，属多基因遗传缺陷，但确切原因不明。继发性痛风可由肾病、血液病、药物及高嘌呤食物等多种原因引起。

（2）酗酒、过度疲劳、关节受伤、关节疲劳、手术、感染、寒冷、摄入高蛋白和高嘌呤食物等为常见的发病诱因。

2. 临床表现

（1）无症状期：仅有血尿酸持续性或波动性增高。

（2）急性关节炎期：多于春秋发病，为痛风的首发症状。表现为突然发作的单个、偶尔双侧或多个关节红肿热痛、功能障碍，可有关节腔积液，伴发热、白细胞增多等全身反应。常在午夜或清晨突然发作，多呈剧痛，因疼痛而惊醒，数小时出现受累关节的红肿热痛和功能障碍。

（3）痛风石期：痛风石是痛风的一种特征性损害，由尿酸盐沉积所致。痛风石可存在于任何关节、肌腱和关节周围软组织，导致骨、软骨的破坏及周围组织的纤维化和变性。

（4）肾病变期：主要表现在两个方面：①痛风性肾病：早期仅有蛋白尿，而后伴血尿增多，晚期可有肾功能不全表现；②尿酸性肾石病。

二、舒适护理指导

（1）保持住房环境安静、温暖、阳光充足、通风良好。

（2）合理安排作息，保证充足的睡眠，养成规律的生活习惯。

（3）维持皮肤清洁，避免发生感染，同时防止受凉、劳累、外伤等。

（4）保持心情愉快，避免情绪紧张。

（5）肥胖者应适当运动，减轻体重。

（6）平时用手触摸耳轮及手足关节处，检查是否产生痛风石。

（7）定期复查血尿酸，门诊随访。

三、舒适护理小贴士

1. 饮食指导

（1）控制总热量及蛋白质摄入，避免进食高嘌呤食物，如动物内脏、鱼虾类、蛤蟹、肉类、菠菜、蘑菇、黄豆、扁豆、豌豆和浓茶等。

（2）饮食宜清淡易消化，忌辛辣和刺激性食物。

（3）严禁饮酒，每天至少饮水 2 000 ml。

（4）服用排尿酸药时更应多饮水，避免使用抑制尿酸排泄的药物。

（5）多进食碱性食物，如牛奶、鸡蛋、马铃薯、各类蔬菜、柑橘类水果。

2. 保护关节指导

（1）尽量使用大肌群，如能用肩部负重者不用手提，能用手臂者不要使用手指。

（2）避免长时间持续进行重体力劳动。

（3）经常改变姿势，保持受累关节舒适。

（4）若有关节局部温热和肿胀，尽可能避免其活动。如运动后疼痛超过 1～2 小时，应暂时停止此项运动。

（5）急性期应卧床休息，抬高患肢，避免受累关节负重。可在床上安放支架支托盖被，减少患部受压。待关节痛缓解 72 小时后方可活动。

（6）关节受累时可用夹板固定制动，也可冰敷或 25％硫酸镁湿敷，消除肿胀和疼痛。

第五节　系统性红斑狼疮

一、概述

系统性红斑狼疮（SLE）是一种具有多系统损害表现的慢性自身免疫病。患者血清内可产生以抗核抗体为代表的多种自身抗体，通过免疫复合物等途径，损害各个系统、脏器和组织。本病病程迁延，反复发作，以女性多见，年龄以 20～40 岁最多。

1. 病因

（1）遗传因素。

（2）雌激素。

（3）环境：紫外线，芹菜、无花果、烟熏食物、蘑菇等食物，普鲁卡因胺、异烟肼、氯丙嗪等药物，病原微生物等。

2. 临床表现

（1）全身症状：发热、疲倦、乏力、体重下降等。

（2）皮肤与黏膜：蝶形红斑是 SLE 最具有特征性的皮肤改变，表现为鼻梁和双颧颊部呈蝶形分布的红斑，多见于日晒部位。

（3）肌肉骨骼：关节痛，多见于指、腕、膝关节。

（4）肾：狼疮性肾炎是 SLE 最常见和严重的临床表现。

（5）神经系统：神经精神狼疮。

二、舒适护理指导

（1）保持住房环境安全、舒适，避免嘈杂吵闹或过于寂静。

（2）建立健康的生活方式，保证充足的休息和睡眠。

（3）使用蜡疗、水疗等物理疗法缓解疼痛。

（4）按摩肌肉、活动关节，防治肌肉挛缩和关节活动障碍。

（5）逐步增加活动，注意劳逸结合，避免过度疲劳。

（6）进食高糖、高蛋白、高维生素饮食，少食多餐，宜软食。

（7）肾功能不全者，低盐、优质低蛋白饮食。

（8）忌食芹菜、无花果、蘑菇、烟熏食物及辛辣等刺激性食物。

（9）避免日晒、妊娠、分娩、口服避孕药及手术等诱因。

（10）外出时可戴宽边帽，穿长衣及长裤。

（11）坚持服药，不可擅自改变药物剂量或突然停药。

（12）缓解期达半年以上者一般可正常分娩，非缓解期应避孕。

（13）保持情绪稳定和心态平和，维持良好的心理状态。

三、舒适护理小贴士

（1）保持皮肤清洁干燥，每天用温水冲洗或擦洗，忌用碱性肥皂。

（2）外出时采取遮阳措施，避免阳光直接照射裸露皮肤，忌日光浴。

（3）皮疹或红斑处避免涂用各种化妆品或护肤品，可局部涂用药物性软膏。

（4）避免接触刺激性物品，如各种烫发剂或染发剂、定型发胶或农药等。

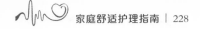

（5）切忌挤压、抓搔皮疹及皮损部位。

第六节　类风湿关节炎

一、概述

类风湿关节炎（RA）是一种以慢性对称性周围性多关节炎为主要临床表现的异质性、系统性、自身免疫性疾病。

1. 病因

感染

遗传因素

2. 临床表现

（1）关节表现：对称性关节炎。主要侵犯小关节，以腕关节、近端指间关节、掌指关节最常见。

主要表现：①晨僵：95％以上的患者可出现，活动后减轻；②关节痛与压痛；③肿胀；④畸形；⑤功能障碍。

（2）关节外表现：

① 类风湿结节：结节大小不一，数量不等，质硬无压痛；

② 类风湿血管炎；

③ 器官系统受累；

④ 其他。

二、舒适护理指导

（1）保持环境安全舒适，尽量减少外界刺激。

（2）避免感染、寒冷、潮湿、过劳等诱因，注意保暖。

（3）养成良好的生活方式和习惯，增强机体抵抗力。

（4）遵医嘱用药，不要自行停药、换药、增减药量，坚持规律治疗。

（5）定期检测血、尿常规及肝、肾功能等，发现严重不良反应应立即停药并及时就医。

（6）病情复发时应及早就医，以免重要脏器受损。

（7）进食营养丰富的食物。

（8）保持情绪乐观稳定，增强战胜疾病的信心。

（9）多参加集体娱乐活动，充实生活。

三、舒适护理小贴士

1. 晨僵的护理指导

（1）早晨起床后行温水浴，或用热水浸泡僵硬的关节，而后活动关节。

（2）夜间睡眠戴弹力手套保暖。

（3）关节肿痛时限制活动。

（4）按摩肢体，防止肌肉萎缩。

2. 肢体锻炼指导

（1）急性期应卧床休息，限制受累关节活动，保持关节功能位。

（2）缓解期及早下床活动，必要时可使用拐杖、助行器和轮椅等。

（3）初期应有人陪伴，防止受伤。

（4）可先做饮食、更衣、洗漱等日常活动，循序渐进，不断强化，再进行摸高、伸腰、踢腿等全身性伸展运动。

（5）活动量应以能够忍受为度，如活动后出现疼痛或不适持续 2 小时以上，应减少活动量。

（6）配合理疗、按摩，松弛肌肉，活络关节。

第九章 骨科疾病的舒适护理

第一节 骨 折

概述

骨折是指骨的完整性和连续性中断。

1. 病因

骨折可由创伤和骨骼疾病所致。创伤性骨折多见,如交通事故、坠落或跌倒等。骨髓炎、骨肿瘤等疾病可导致骨质破坏,在轻微外力作用下即可发生的骨折,称为病理性骨折。本章主要介绍创伤性骨折。

(1)直接暴力:暴力直接作用于局部骨骼使受伤部位发生骨折,常伴有不同程度的软组织损伤。

(2)间接暴力:暴力通过传导、杠杆、旋转和肌肉收缩等方式使受力点以外的骨骼部位发生骨折。

(3)积累性劳损:长期、反复、轻微的直接或间接损伤可致使肢体某一特定部位骨折,又称为疲劳性骨折。

2. 临床表现

1)全身表现

大多数骨折只会引起局部症状,但严重骨折和多发性骨折可导致全身反应。

(1)休克:多由于出血所致,特别是骨盆骨折、股骨骨折和多发性骨折。严重的开放性骨折或并发重要内脏器官损伤时也可导致休克。

（2）发热：股折后体温一般正常。股骨骨折、骨盆骨折等股折的出血量较大，血肿吸收时可出现低热，但一般不会超过 38℃。开放性骨折如出现高热，则应考虑出现感染。

2）局部表现

（1）一般表现：

① 疼痛和压痛；

② 肿胀和瘀斑；

③ 功能障碍：肿胀和疼痛使患肢活动受限。

（2）特有体征：

① 畸形：骨折段移位可使患肢外形改变，多表现为缩短、成角或旋转畸形；

② 反常活动：正常情况下肢体非关节部位出现类似于关节部位的活动；

③ 骨擦音或骨擦感：两骨折端相互摩擦时，可产生骨擦音或骨擦感。

（3）并发症：

① 早期并发症：休克；脂肪栓塞综合征；重要内脏器官损伤；重要周围组织损伤；骨筋膜室综合征；

② 晚期并发症：坠积性肺炎；压疮；下肢深静脉血栓形成（多见于骨盆骨折或下肢骨折患者）；感染；缺血性骨坏死；缺血性肌挛缩；急性骨萎缩；关节僵硬；损伤性骨化；创伤性关节炎。

一、肱骨干骨折

（一）概述

肱骨干骨折是发生在肱骨外科颈下 1～2 cm 至肱骨髁上

2 cm段内的骨折。在肱骨干中下 1/3 段后外侧有桡神经沟,此处骨折容易发生桡神经损伤。

1. 病因

(1) 直接暴力:常见于由外侧打击肱骨干中部,致横形或粉碎性骨折。

(2) 间接暴力:常见于手部或肘部着地,外力向上传导,加上身体倾倒所产生的剪式应力,多导致中下 1/3 骨折。

(3) 螺旋暴力:如投掷运动或掰手腕等引起,多可引起螺旋骨折。

2. 临床表现

(1) 症状:患侧上臂出现疼痛、肿胀、皮下瘀斑,上肢活动障碍。

(2) 体征:患侧上臂可出现畸形,反常活动,骨摩擦感/骨擦感。若合并桡神经损伤,可出现患肢垂腕畸形,各手指掌指关节不能背伸,拇指不能伸直,前臂旋后障碍,手背桡侧皮肤感觉减退或消失。

(二) 舒适护理指导

(1) 注意休息,劳逸结合,防止过度疲劳。

(2) 参加适合自身情况的体育锻炼(如跑步、打太极拳等),以增强体质。

(3) 养成良好的生活习惯。

(4) 避免受凉、淋雨。

(5) 避免吸烟、酗酒。

(6) 合理饮食:进食高营养,富含钙、铁等微量元素的食物,如动物肝脏、鸡蛋、绿色蔬菜等(小麦含铁量较高,海产品、黄豆含锌量较高,可以同时配以鸡汤、鱼汤及各类骨头汤。

(7) 遵医嘱暗示服药,注意药物的不良反应。

(8) 定期复查:"U"形石膏固定的患者,在肿胀消退后,石膏固定会松动,应及时来医院复诊。悬吊石膏固定 2 周后去医院更换长臂石膏托,维持固定 6 周左右再拆除石膏。定期复查 X 线片,了解骨折移位或愈合情况。伴桡神经损伤者,定期复查肌电图,了解神经功能恢复情况。

(三)舒适护理小贴士

关于肱骨干骨折的康复训练

(1)复位固定后开始练习指、掌、腕关节活动,并做上臂肌肉的主动舒缩练习,以加强两骨折端在纵轴的挤压力。禁止做上臂旋转运动。

(2)2～3 周后开始练习肩、肘关节活动。

方法有:伸屈肩、肘关节,健手握住腕部,使患肢向前伸展,再屈肘时后伸上臂;

旋转肩关节,身体向患侧倾斜,屈肘 90°,使上臂与地面垂直,以健手握患侧腕部,做画圆圈动作;

双臂上举,两手置于胸前,十指相扣,用健肢带动患肢,先屈肘 45°,然后屈肘 120°。

(3)解除外固定后的功能锻炼。

方法如下:肩关节环转,向前弯腰,上臂自然下垂,患肢在水平面做顺、逆时针的画圆圈动作;

肩内旋,患侧手置于背后,然后用健侧手托扶患侧手去触摸健侧肩胛骨;

肩外展外旋,患侧手摸头后部;肩外展、内旋、后伸,用患侧手背碰触患侧腰部;

肩内收、外旋,患侧手横过面部触摸对侧耳朵。

(4)指导督促患者在日常生活中使用患肢,发挥患肢功能。早、中期即可要求用患肢端碗、夹菜、刷牙、系裤带等,解除外固定后,再视功能恢复情况逐步达到生活自理。

二、前臂双骨折

（一）概述

尺桡骨干双骨折较多见，占各类骨折的 6% 左右，以青少年多见。骨折后常导致复杂的移位，使复位十分困难，易发生骨筋膜室综合征。

1. 病因

（1）直接暴力：多见于重物直接打击、挤压或刀砍引起。

（2）间接暴力：多见于跌倒时手掌着地，桡骨负重较多，暴力作用向上传导后首先使桡骨骨折，继而残余暴力通过骨间膜向内下方传导，引起地位尺骨斜形骨折。

（3）扭转暴力：跌倒时手掌着地，同时前臂发生旋转，导致不同平面的尺桡骨螺旋形骨折或斜形骨折。

2. 临床表现

（1）症状：患侧前臂出现疼痛、肿胀、畸形及功能障碍。

（2）体征：畸形、反常活动、骨擦音或骨擦感。尺骨上 1/3 骨干骨折可合并桡骨小头脱位，称为孟氏骨折。桡骨干下 1/3 骨折合并尺骨小头脱位，称为盖氏骨折。

（二）舒适护理指导

（1）注意休息，劳逸结合，防止过度疲劳。

（2）参加适合自身情况的体育锻炼（如跑步、打太极拳等），以增强体质。

（3）养成良好的生活习惯。

（4）避免受凉、淋雨。

（5）避免吸烟、酗酒。

（6）合理饮食：进食高营养、富含钙、铁等微量元素的食物，如动物肝脏、鸡蛋、绿色蔬菜（小麦含铁量较高，海产品、黄豆含锌量较高,可以同时配以鸡汤、鱼汤及各类骨头汤。)

（7）采取正确的卧、坐、立、行和劳动姿势,减少急、慢性损伤的发生。

（8）骨折 4 周内,严禁做前臂旋转活动。

（9）门诊随访,如出现体温异常、患肢疼痛、切口周围红、肿等情况,及时就诊。

（10）遵医嘱用药,注意药物的不良反应。

（三）舒适护理小贴士

前臂双骨折术后的康复指导

（1）早期康复护理,术后 2 周以内骨折虽经复位但仍不牢固,功能锻炼多以肌肉舒缩练习为主,从远端手指伸屈活动为主,如患肢用力握拳及张手运动:每天 3 组、每组 30 次。

（2）中期康复护理,术后 3～4 周,骨折逐步修复至临床愈合,功能锻炼逐渐恢复骨折部上下关节的活动,增加活动强度、运动量及运动时间,因此每天活动骨折部上下关节:每天 3 组,每组 60 次。

（3）后期康复护理,术后 5 周以后,骨性愈合到骨折痕迹消失,恢复骨的原形和结构,避免患肢剧烈的高强度活动,以免使愈合欠牢固的骨折再度断裂并有意识加强患肢运动:每天 3 组,每组 90 次。

（4）注意禁止患肢前臂旋转运动,练习强度不应引起剧烈疼痛和肿胀加重,或者感觉轻度疲劳为宜。

三、股骨颈骨折

（一）概述

股骨颈骨折多发生于中老年人,以女性多见。常出现骨折不愈合和股骨头缺血性坏死。

1. 病因

骨折的发生与骨质疏松导致骨强度下降有关。老年人由于骨质疏松导致股骨颈脆弱,且髋周肌群退变、反应迟钝,不能有效地抵消髋部有害应力,加之髋部受到应力较大,致使轻微外伤即可发生骨折,如平地滑倒。青壮年股骨颈骨折少见,常需较大暴力,如车祸或高处跌落致伤,才可引起。

2. 临床表现

(1)症状:中老年人有摔倒受伤史,伤后感髋部疼痛,下肢活动受限,不能站立行走。嵌插骨折患者受伤后仍能行走,但数日后髋部疼痛逐渐加重,活动后更痛,甚至完全不能行走,提示可能有受伤时的稳定骨折发展为不稳定骨折

(2)体征:患者缩短,出现外旋畸形,患侧大转子突出,局部压痛和轴向叩击痛。

(二)舒适护理指导

(1)保持心情愉快,保证充足的睡眠。

(2)保持床铺平整和干燥,以免发生压疮。

(3)下床活动时注意跌倒防护。

(4)合理饮食:进食高营养、富含钙、铁等微量元素的食物,如动物肝脏、鸡蛋、绿色蔬菜(小麦含铁量较高,海产品、黄豆含锌量较高,可以同时配以鸡汤、鱼汤及各类骨头汤)。

(3)加强功能锻炼,循序渐进,以不疲劳为宜。

(4)离床活动时让人陪伴,正确使用助行器或拐杖。

(5)采取正确的卧、坐、立、行和劳动姿势,避免下蹲、坐矮凳、坐沙发、跪姿、盘腿、过度内收或外旋、交叉腿站立、跷二郎腿或过度弯腰拾物等动作;侧卧时应健肢在下,患肢在上,两腿间夹枕头,以减少急、慢性损伤的发生。

(6)避免在负重状态下反复做髋关节屈伸动作,或做剧烈跳

跃和急停急转运动。

（7）控制体重。

（8）预防骨质疏松,避免过多负重。

（9）遵医嘱用药,指导患者按医生要求正确服用出院药物。

（10）定期门诊随访。

（三）舒适护理小贴士

功能锻炼要点

（1）患肢股四头肌等长收缩、踝关节和足趾屈伸旋转运动,每日多次,每次 5～20 分钟。

（2）股四头肌等长收缩方法：取平卧位,双腿自然伸直,将大腿肌肉绷紧,将手放在大腿上,感到大腿肌肉绷紧,绷紧肌肉 5 秒,再放松 2 秒,每日多次,以不感觉疲劳为宜

（3）在锻炼患肢的同时,进行双上肢及健侧下肢的全范围关节活动和功能锻炼。

四、股骨干骨折

（一）概述

股骨干骨折是指股骨转子以下、股骨髁以上部位的骨折。约占全身骨折的 1/6,多见于青壮年。股骨干血运丰富,一旦骨折常有大量出血。

1. 病因

股骨干骨折多由强大的直接或间接暴力引起。直接暴力如车祸碰撞、碾轧、挤压、重物砸压和火器伤等,多引起横断、短斜或粉碎性骨折,骨折断端移位明显,软组织损伤也较严重;间接暴力如高空坠落、机器绞伤、扭转和杠杆外力等,多引起长斜形和螺旋形骨折。儿童可为不全或青枝骨折。

2. 临床表现

（1）症状：受伤后患肢疼痛、肿胀，远端肢体异常扭曲，不能站立和行走。

（2）体征：患肢明显畸形，可出现反常活动、骨擦音。单一股骨干骨折因失血较多，可能出现休克前期表现；若合并多处骨折，或双侧股骨干骨折，发生休克的可能性很大，甚至可以出现休克表现。

（二）舒适护理指导

（1）保持心情愉快，保证充足的睡眠。

（2）继续加强功能锻炼，循序渐进，以不引起疲劳为宜。

（3）床铺要平整干燥，以免发生压疮。

（4）合理饮食：进食高营养、富含钙、铁等微量元素的食物，如动物肝脏、鸡蛋、绿色蔬菜等。小麦含铁量较高，海产品、黄豆含锌量较高，可以同时配以鸡汤、鱼汤及各类骨头汤

（5）采取正确的坐、立、行和劳动姿势，减少急、慢性损伤的发生。

（6）下床活动时要注意安全，注意跌倒的防护。

（7）离床活动进行行走训练初期，需扶助行器或拐杖，使患肢在不负重情况下练习行走，需有人陪伴，防止跌倒；患肢逐渐持重。

（8）正确服用药物，及时发现不良反应。

（9）定期门诊随诊。

（10）一旦出现体温异常、患肢疼痛、切口周围红、肿等情况，及时就诊，避免延误治疗。

（三）舒适护理小贴士

股骨干骨折术后康复训练

（1）练习股四头肌的等长收缩：伤后1～2周，练习患肢股四头肌的等长收缩，同时练习小腿、距小腿关节屈伸及足部活动，同时可活动踝关节，注意由轻到重的循序渐进原则。每天多次，每

次 5～20 分钟,以促进静脉回流,减轻水肿,防止肌萎缩和关节僵硬。

（2）膝、髋关节功能锻炼:伤后 1～2 周,进行膝关节伸直练习。

（3）去除牵引或外固定后进行膝关节的屈伸锻炼,具体做法为固定患肢大腿,用力摆动小腿,程度以患肢关节产生酸胀但无明显疼痛为宜。每周可增加 5°～10°患肢的活动度。

（4）行走训练:可床活动,学会借助拐杖、轮椅等进行辅助行走,上下楼时,练习上楼时先上健侧,练习下楼时先下患侧,即坚持好上坏下的原则。撤拐时应先撤掉患肢的拐,练习用健侧单拐行走,然后再锻炼用患肢单拐行走,最终达到撤掉双拐的目的

（5）稳定性骨折的患者在术后 8 至 12 周即可不用拐杖下地行走。但应根据骨折端骨痂的生长情况来逐渐使患肢进行负重练习。

第二节　关节脱位

概述

关节脱位是指由于直接或间接暴力作用于关节,或关节有病理性改变,使骨与骨之间相对应关节面失去正常的对合关系;失去部分对合关系的称半脱位。脱位多见于青壮年和儿童;四肢大关节中以肩关节和肘关节脱位最为常见,髋关节次之,膝、腕关节脱位则少见。

1. 病因

（1）创伤:由外来暴力间接作用于正常关节引起的脱位,多发生于青壮年;是导致脱位最常见的原因。

（2）病理改变。

（3）先天性关节发育不良。

（4）习惯性脱位。

2. 临床表现

（1）症状：关节疼痛、肿胀、局部压痛、关节功能障碍。

（2）特有体征：

① 畸形：关节脱位后肢体出现旋转、内收或外展、外观变长或缩短等畸形，与健侧不对称。关节的正常骨性标志发生改变；

② 弹性固定：由于关节囊周围未撕裂肌肉和韧带的牵拉，关节脱位后患肢固定在异常的位置，被动活动时感到弹性阻力；

③ 关节盂空虚：脱位后可触及空虚的关节盂，移位的骨端可在邻近异常位置触及；但肿胀严重时常难以触及；

（3）并发症：早期全身可合并复合伤、休克等，局部可合并骨折和神经血管损伤。晚期可发生骨化性肌炎、骨缺血性坏死和创伤性关节炎等。

一、肩关节脱位

（一）概述

肩关节活动主要由肱盂关节、肩锁关节、胸锁关节及肩胸关节参与，其中以肱盂关节的活动最为重要。临床上习惯将肱盂关节脱位称为肩关节脱位。

肱盂关节：由肱骨头和肩胛盂构成，是全身活动范围最大的关节。肱骨头面大，肩胛盂浅而面小，肱骨头相对大而圆，关节囊和韧带松弛薄弱，有利于肩关节活动，但敢接结构不稳定、容易发生脱位。

1. 病因和分类

多由间接暴力引起，当身体侧位跌倒时，手掌或肘撑地，肩关节处于外展、外旋和后伸位,肱骨头在外力作用下突破关节囊前臂,滑出肩胛盂而致脱位;当肩关节极度外展、外旋和后伸时,股骨颈或股骨大结节抵触于尖峰时构成杠杆的支点,使肱骨头向盂下滑出发生脱位。

分为前脱位、后脱位、下脱位和上脱位。由于肩关节前下方组织薄弱,以前脱位多见。根据脱位的方向肩关节前脱位又分为盂下脱位、喙突下脱位、锁骨下脱位及胸内脱位,以喙突下脱位最常见。

2. 临床表现

(1)症状:肩关节疼痛,周围软组织肿胀,活动受限。

(2)体征:"方肩"畸形:肩关节脱位后,关节盂空虚,尖峰突出,肩部失去正常饱满圆钝的外形;搭肩试验阳性:患肢肘部贴近胸壁,患侧手掌不能触及对侧肩;反之,患手掌达到对侧肩时,患肘不能贴近胸壁;上臂保持轻度外展前屈位;关节盂空虚,在外可触及肱骨头。

（二）舒适护理指导

(1)保持住房环境安静、温暖、舒适和安全。

(2)保持心情愉快,保证充足的睡眠。

(3)合理饮食,进食富含蛋白质、维生素、钙、铁的营养食物,增加自身抵抗力。

(4)禁止臂外旋,以防再脱位。

(5)固定时,腋下和肘内侧放置纱布棉垫,防止与前臂长期接触而发生糜烂。

(6)腋窝应保持清洁、干燥,防止湿疹。

(7)在日常生活中使用患肢,如用患肢端碗、夹菜、刷牙、系裤带等,发挥患肢的功能,逐步达到生活自理。

(8)按时到医院复诊,当患肩出现肿胀、疼痛、畸形、主动和被动活动受限,局部出现红肿、热、痛时应及时到医院就诊。

(三）舒适护理小贴士

肩关节脱位的康复训练

（1）术后 2 周～3 个月局部肿胀消失,肌纤维已恢复,可进行适当的功能训练

（2）练习肩关节的内收:站立或坐位,上身保持直立,用患侧手横过面部,去触摸对侧的耳朵

（3）练习肩内旋:将患侧手置于背后,然后用健侧手托扶患侧手去摸健侧肩胛骨

（4）锻炼先从小范围、小角度、短时间的活动开始,逐渐增加活动范围和活动时间。

（5）术后第四周开始进行主动功能训练,加强肩部活动:取仰卧位,用健侧前臂托起患侧前臂向上举过头顶,每个动作间隔15～20 秒,反复 4～5 次,也可取站立位,用健侧手指与患侧手指交叉,向上举过头顶,进行前屈上举练习。

（6）增加内外旋及内收外展锻炼:站立位向前弯腰,使上臂自然下垂,活动上肢,顺时针或逆时针在水平面画圈,练习肩关节的环转

（7）术后 8 周主动内外旋转锻炼,加强前屈、外展抗阻锻炼,前屈锻炼可拉伸后关节,外旋、内旋、内收锻炼可加强抗阻力量,增加肩胛骨的稳定性。

二、肘关节脱位

(一）概述

肘关节脱位好发于 10～20 岁青少年,多为运动损伤。小儿肘关节脱位占肘关节脱位的 3%～6%,发病高峰年龄在 13～14 岁骺板闭合后,脱位常合并周围骨折和神经血管损伤。

1. 病因和分类

多由间接暴力所致,根据脱位的方向分为后脱位、侧方脱位及前脱位,其中以后脱位最为常见。小儿肘关节脱位以后外侧脱位为主,常由于手或肘关节伸直位跌倒,杠杆的力量使得鹰嘴自滑车脱出,导致脱位。

2. 临床表现

(1)症状:肘关节局部疼痛、肿胀,功能受限。

(2)体征:肘部变粗后突,前臂短缩,肘后三角关系失常。若局部明显肿胀,则可能出现正中神经或尺神经损伤,也可出现动脉受压的临床表现。

(二)舒适护理指导

(1)保持住房环境安静、温暖、舒适和安全。

(2)保持心情愉快,保证充足的睡眠。

(3)合理饮食,进食富含蛋白质、维生素、钙、铁丰富的营养食物,增加自身抵抗力。

(4)合理地进行功能锻炼,但不可强制进行,以防多次反复出血,形成瘢痕粘连及骨化性肌炎。

(5)固定期间,可做伸掌、握拳、手指屈伸等活动,同时在外固定保护下活动肩、腕关节及手指。

(6)固定去除后,再练习肘关节的屈伸、前臂旋转及锻炼肘关节周围肌力。

(7)按时到医院复诊,当出现肿胀、疼痛、畸形,局部出现红肿、热、痛时应及时到医院就诊。

(三)舒适护理小贴士

肘关节脱位的康复锻炼

(1)肘关节脱位复位,石膏外固定 2 至 3 周后去除石膏,马上行活动练习

（2）肘关节脱位无论是手法复位石膏外固定，还是钢针内固定（包括钢针留置皮内或皮外），3至4周最迟4至6周均需开始进行肘关节活动练习

（3）伸直肘关节练习：取端坐位，肘与桌面等高，将患肘置于桌上，将毛巾块折叠肘垫于肘关节下方，手掌朝上，手中握一苹果，放松肌肉用力伸肘关节至最大，每次10个，每天分早中晚共3次，要求伸直幅度一次比一次逐渐加大。

（4）屈曲肘关节练习：取端坐位，肘与桌面等高，将患肘置于桌子边沿，手掌心朝向自己，将患肢前臂远端背侧靠在桌子边缘，利用身体前倾动作向前屈曲肘关节，同样每次10个，每天分早中晚共3次，伸直幅度一次比一次逐渐加大。

（5）旋转肘关节练习：端坐位，肘与桌面等高，患者双前臂平放于桌面，双手握拳大拇指朝为中立位，拇指旋转朝向内侧为旋前，拇指旋转朝向外侧为旋后，同样每次10个，每天分早中晚共3次，伸直幅度一次比一次逐渐加大。

（6）注意不要急于求成，只要每天都有少许的进步，大部分患者肘关节功能就可以恢复至正常。建议在医生指导下，采取正确方法进行活动练习。

三、髋关节脱位

（一）概述

髋关节由股骨头和髋臼构成，是人体最大的杵臼关节。髋臼为半球形，周围有强大韧带和肌肉附着，结构很稳定，只有当遇到强大暴力是才会导致脱位。

1. 病因与分类

交通事故时，患者处于坐位，膝、髋关节屈曲，暴力使大腿急剧内收、内旋，致使股骨颈前缘抵于髋臼前缘而形成一个支点，股

骨头受杠杆作用冲破后关节囊而向后方脱出。

根据股骨头的移动方向,分为后脱位、前脱位和中心脱位,其中以后脱位最为常见。脱位时常造成关节囊撕裂、髋臼后缘或股骨头骨折,有时合并坐骨神经挫伤或牵拉伤。

2. 临床表现

(1)症状:患侧髋关节疼痛,主动活动功能丧失,被动活动时引起剧烈疼痛。

(2)体征:

① 后脱位:患肢呈屈曲、内收、内旋及短缩畸形。合并坐骨神经损伤时,表现为大腿后侧、小题后侧及外侧和足部全部感觉消失,膝关节的曲肌,小腿和足部全部肌瘫痪,足部出现神经营养性改变;

② 前脱位:髋关节呈明显外旋、轻度屈曲和外展畸形。

(二)舒适护理指导

(1)保持住房环境安静、温暖、舒适和安全。

(2)保持心情愉快,保证充足的睡眠。

(3)合理饮食,进食含蛋白质、维生素、钙、铁丰富的营养食物,增加自身抵抗力。

(4)3个月内严禁负重,以防股骨头坏死,3个月后进行 X 线检查,显示无股骨头坏死是可完全负重活动。

(5)保持心情愉悦,合理地进行康复运动。

(6)按时到医院复诊,当出现肿胀、疼痛、畸形,局部出现红肿、热、痛时应及时到医院就诊。

(三)舒适护理小贴士

髋关节脱位康复训练

(1)术后早期:术后患肢置于轻度外展位(轻度外展 20°～40°),旋转中立位,两下肢间放一枕头,膝下垫一毛巾卷。麻醉消失后即开始踝关节主动伸屈,当放置便盆时,床头抬高 10°～20°。

（2）肌力训练：术后主要以提高臀大肌、臀中肌、股四头肌和小腿三头肌肌力为主，但由于各关节的每一运动都由几组肌肉群共同完成，因此肌力训练主要针对某些肌群。耐力训练可以通过增加训练次数和时间来获得。在训练中应坚持渐进和不引起疼痛的原则。除了手术肢体的肌力锻炼，术后第一日视全身情况进行健肢和上肢主动练习，为行走和使用拐杖做必要的肌力准备。

（3）关节活动度训练：一般无特殊情况时，术后 3 周后开始活动关节，屈曲可以从 60°过渡到 80°但不能大于 90°。在仰卧位时，对髋关节活动的限制同时也影响了膝的活动范围。此时可以在髋关节轻度外展位下将小腿垂于床边，作膝的主动和被动全范围运动。如果术前存在关节挛缩畸形，术后更应注意体位和软组织的牵伸。

（4）4 周后，去除皮牵引，练习扶双拐下地活动

（5）3 个月内下肢不负重，以免发生股骨头缺血性坏死或因受压而变形

（6）3 个月后，经 X 线检查证实股骨头血液供应良好者，可尝试去拐步行

第三节　颈 椎 病

一、概述

颈椎病指因颈椎间盘退变及其继发性改变，刺激或压迫相邻脊髓、神经、血管和食管等组织，并引起相应的症状和体征。颈椎病为 50 岁以上人群的常见病，男性多见，好发部位为颈 5～6，颈 6～7。

1. 病因

（1）颈椎间盘退行性变：是颈椎病发生和发展最基本的

原因。

（2）损伤：急性损伤使已退变的颈椎和椎间盘损害加重而诱发颈椎病；慢性损伤可加速其退行性变的发展过程。

（3）先天性颈椎管狭窄：先天性颈椎管矢状径小于正常（14～16 mm）时，即使仅有轻微退行性变，也可出现临床症状和体征。

2. 临床表现

（1）神经根型颈椎病：

① 症状：颈部疼痛及僵硬，短期内加重并向肩部及上肢放射。皮肤可有麻木、过敏等感觉改变。上肢肌力减退、肌萎缩，以大小鱼际肌和骨间肌最明显，手指动作不灵活；

② 体征：颈部肌痉挛，颈肩部有压痛，颈部和肩关节活动有不同程度受限。上肢腱反射减弱或消失，上肢牵拉试验、压头试验阳性。

（2）脊髓型颈椎病：是症状最为严重的一种类型。

① 症状：手部麻木，运动不灵活，下肢麻木、步态不稳、有踩棉花样感觉；后期出现大小便功能障碍，表现为尿频或排尿、排便困难等；

② 体征：肌力减退，四肢腱反射活跃或亢进，腹部反射、提睾反射和肛门反射减弱或消失。

（3）椎动脉型颈椎病

① 症状：a. 眩晕：最常见；b. 猝倒：本型特有的症状；c. 头痛：表现为发作性胀痛，以枕部、顶部为主。

② 体征：颈部压痛，活动受累。

（4）交感神经型颈椎病：表现为一系列交感神经症状，包括兴奋和抑制症状。

二、舒适护理指导

（1）保持住房环境安静、温暖、舒适和安全。

（2）保持头部正确体位：枕头不宜过高，在仰卧时与其本人的拳头等高；良好的睡姿，头部保持自然仰伸位，胸及腰保持自然曲度，双髋及双膝略呈屈曲状。

（3）选择木板床：首选木板床，可维持脊柱平衡状态，有利于颈椎病防治。

（4）保持正确工作体位：每 30 分钟转动头颈，调整好桌面或工作台高度，长时间工作至少每 2 小时能够全身活动 5～10 分钟。

（5）按摩推拿：按摩消除肌肉紧张，松解局部硬结。

（6）维持良好的生活习惯，纠正不良姿势，继续加强功能锻炼。

（7）合理饮食：进食营养丰富饮食，进食粗纤维丰富的蔬菜、水果等食物，少吃或不吃辛辣、刺激强的食物，如大蒜、辣椒、酒类等。

（8）养成定时排便的习惯，预防便秘。

（9）保持心情愉快，保证充足的睡眠。

（10）注意颈部保暖，睡眠和外出时颈部应避免冷风的直接侵袭，冬季可用围巾保护。

三、舒适护理小贴士

颈椎操

（1）左顾右盼：患者取坐位或站位，双手叉腰，头颈轮流向左、右旋转。每当转到最大限度时，稍稍转回后再超过原来的幅度。两眼亦随之尽量朝后方或上方看，两侧各转动 10 次。

（2）仰望观天：站位或坐位，两手叉腰，头颈后仰观天，并逐渐加大幅度,稍停数秒钟后还原。共做 8 次。

(3)颈臂抗力:患者取站位或坐位,双手十字交叉紧抵头后枕部。头颈用力后伸,双手则用力阻之,持续对抗数秒钟后还原。共做 6～8 次。

(4)转身回望:患者取站位,右前弓步,身体向左旋转同时右掌尽量上托,左掌向下用力拔伸,并回头看左手。还原后改为左前弓步,方向相反,动作相同。左右交替进行,共做 8～10 次。

(5)环绕颈部:患者取站位或坐位,头颈放松转动,依顺时针方向与逆时针方向交替进行。共做 6 次。

(6)飞燕点水法:患者俯卧于床上,两臂放在身体两侧,双腿伸直,头和上、下肢同时向上挺起,上、下肢要伸直,逐渐向上跷起不要屈曲,整个动作呈飞燕点水状。

(7)自我保健"米"字操:患者直立站立,双手自然下垂,挺胸,抬头,目视前方,颈部向左侧屈,同时吸气,复原时呼气,再向右侧屈,颈前屈,下颌贴胸,颈后伸到最大限度,头向左斜上方摆动至最大限度,再向右斜上方摆动至最大限度,配合呼吸,向左斜下方摆头至最大范围,再向右斜下方摆动至最大范围。

第四节　肩 周 炎

一、概述

肩周炎又称肩关节周围炎,是指发生于肩关节囊、韧带、肌腱及滑囊等肩关节周围软组织的退行性变和慢性损伤性炎症,俗称凝肩。多发生于 50 岁左右人群,故又称"五十肩",女性多于男性。

1. 病因

(1)肩关节周围病变:①肩关节周围软组织劳损或退变;

②肩关节急性创伤;③肩部活动减少。

(2)肩外疾病:①颈椎源性肩周炎;②冠心病。

2.临床表现

(1)症状:①疼痛:早期肩部疼痛,逐渐加重;夜间疼痛明显,影响睡眠;②肩关节活动僵硬;③肩部怕冷。

(2)体征:①压痛及活动受限;②肌痉挛与萎缩。

二、舒适护理指导

(1)注意居住环境的防寒、防潮,保持居室温暖、干爽。

(2)正确认识疾病,避免紧张、焦虑,从心理上配合治疗。

(3)合理饮食,进食含维生素、蛋白质、钙、磷丰富的食物,有利于维持肌肉的功能,延缓及改善组织器官的老化。

(4)主动进行锻炼,促进生活自理能力的恢复。

(5)定期按摩上肢及肩部肌肉,主动加强上肢各关节活动,做手指各关节的各种活动,如捏橡皮球或健身球,并主动进行肩关节功能锻炼,防止肌肉萎缩及关节粘连。

(6)积极主动、持之以恒地参加体育锻炼,如跑步、做广播操、打太极拳和中老年人健美操等。

(7)长期卧床的老年人应在床上活动肩、肘关节,以避免关节僵硬,活动受限。

(8)肩部注意保暖,防止持久吹风和贪凉,淋雨后应洗热水澡。

(9)避免肩关节过度用力扭曲、拉扯、撞击和摩擦等外伤。

(10)避免肩关节过大的劳动强度和过度、过猛、过快、过重地运动而导致劳损。

(11)不要经常向一侧侧卧或低枕耸肩侧卧。

(12)行走或劳动时注意避免颈肩部的外伤,一旦发生肩关节不适、疼痛或损伤时,应尽早诊治。

三、舒适护理小贴士

肩周炎康复训练

(1)摇膀子锻炼法:健手撑腰,患者手、腕、肘关节伸直,呈车轮状摇膀数十次,每日 2 次。

(2)绳索过滑车锻炼法:在天花板或房沿下装一滑轮,用一根绳索穿过滑轮,两手分别握住绳子的两端,作上下牵拉运动20~30次,每日 2 次。

(3)手指爬墙锻炼法:面对墙壁站立,用患侧手指沿墙壁徐徐上爬至最大限度,在墙上做一标记,重复锻炼时力争超过这一标记。反复锻炼,逐步增加高度,使患肩活动度加大,恢复功能。

(4)上举屈肘锻炼法:患者站立双脚分开与肩同宽,双手握一木棍上举,以健肢带动患肢,然后屈肘,上举,再屈肘,再上举⋯⋯反复进行数十次,每日锻炼两遍。

(5)健手牵拉患臂锻炼法:患者站立,双脚分开与肩同宽,双手后背相握,用力将患臂向健侧,向上牵拉,幅度由小到大,反复数十此,每日锻炼两遍。

第五节　腰椎间盘突出

一、概述

腰椎间盘突出症是指由于椎间盘变性、纤维环破裂、髓核组织突出刺激和压迫马尾神经所引起的一种综合征,是腰腿痛最常见的原因之一,最多见于中年人,20~50 岁为多发年龄,男性多于女性。

1. 病因

(1) 椎间盘退行性变：是腰椎间盘突出的基本病因。

(2) 长期震动。

(3) 过度负荷：当腰部负荷过重时，髓核向后移动，引起后方纤维环破裂。

(4) 外伤。

(5) 妊娠。

(6) 其他：如遗传、吸烟以及糖尿病等诸多因素。

2. 临床表现

1) 症状

(1) 腰痛：最早出现，主要在下腰部及腰骶部，多为持久性钝痛。

(2) 下肢放射痛：一侧下肢坐骨神经区域放射痛，多为刺痛，典型表现为从下腰部想臀部、大腿后方、小腿外侧直至足部的放射痛，伴麻木感。

(3) 间歇性跛行：行走时随距离增加(一半为数百米左右)而出现腰背部或患侧下肢放射痛、麻木感加重，蹲位或坐位休息一段时间后症状缓解，再行走症状再次出现，称为间歇性跛行。

(4) 马尾综合征：突出的髓核或脱垂的椎间盘组织压迫马尾神经，出现鞍区感觉迟钝，大小便功能障碍。

2) 体征：

(1) 腰椎侧凸。

(2) 腰部活动障碍。

(3) 压痛、叩痛。

(4) 直腿抬高试验及加强试验阳性。

(5) 感觉及运动功能减弱。

二、舒适护理指导

（1）注意居住环境的防寒、防潮，保持居室温暖、干爽。

（2）睡硬板床。

（3）合理饮食，进食富含蛋白质、维生素等有营养的食物。

（4）腰部不能过度负重，拿取物时应避免大幅度的弯腰和旋转。

（5）腰背部要注意保暖，避免因受风寒湿冷的刺激而诱发。

（6）搬物姿势要正确，下蹲取物要使重物尽量靠近身体之后，再向上提起物体。

（7）养成良好的生活习惯，定时排便，保持大便通畅，避免便秘时间太长而导致腰肌的劳损。

（8）佩戴腰围者，应适当活动腰部。

（9）远途乘车取侧卧位。

（10）上、下楼梯时应尽量避免弯腰动作，以防止腰椎扭伤。

（11）进行适当的运动锻炼，但强度不宜过大，以推迟脊柱的退行性改变。

（12）正确地认识疾病，如出现情况，及时到医院就诊。

三、舒适护理小贴士

（1）正确坐姿：长期在电脑前工作者，我们推荐如下的坐姿。首先髋、膝屈曲≥90°角，显示器应低于眼平面，俯视角度为 10°～15°角。另外座椅要适当，除了达到上述对四肢的要求外，腰部靠背的高度及弧度要适应腰椎前凸，不然，后腰部应放置一软垫（可以用浴巾折叠卷起），保持腰椎前凸，减轻腰部的压力。

（2）正确站姿：昂首挺胸，腰部轻度前凸，收腹，不要弯腰驼背，以防腰椎劳损。

（3）搬运重物的正确方法：搬东西时要用腿的力量，而要避免弯腰像起重机一样提起重物。搬东西的正确姿势：靠近重物站立，双脚分开；屈膝屈髋至重物高度，不要弯腰；抱紧重物，使它尽可能地靠近一些；通过伸直膝、髋关节抬起重物，起身不要太猛；站直后，移动脚来转身，避免扭动下腰。

第十章 临终舒适护理

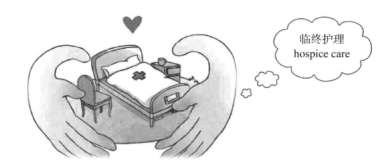

临终护理
hospice care

一、什么是临终护理?

临终护理又称临终关怀(hospice care),是指由社会各层次(护士、医生、社会工作者、志愿者以及政府和慈善团体人士等人员)组成的团队向临终患者及其家属提供的包括生理、心理和社会等方面在内的一种全面性支持和照料,使临终患者的生命质量得以提高,能够无痛苦、舒适的走完人生的最后旅程,并使家属的身心健康得到维护和增强。

1. 临终护理的组织形式

(1)临终护理专门机构。

(2)综合医院内附设临终护理病房。

(3)居家照料。

2. 临终护理的理念

（1）以治愈为主的治疗（cure）转为以对症治疗为主的照顾（care）：对临终患者来说，他们需要的是身体舒适、控制疼痛、生活护理和心理支持。

（2）以延长患者的生存时间转为提高患者的生命质量。

（3）维护临终患者尊严：个人尊严不应该因生命活力降低而递减，个人权利也不可因身体衰竭而被剥夺，临终患者仍具有思想和感情，有权利选择自己的生活方式，参与医疗护理方案的制订，选择死亡方式等。

（4）注重临终患者家属的心理支持。

二、临终护理的发展

1. 古代的临终护理

西方可以追溯到中世纪西欧的修道院和济贫院，当时那里作为危重患者及濒死的朝圣者、旅游者提供照料的场所；在中国可以追溯到两千多年前的春秋战国时期祖国医学中的临终护理思想。

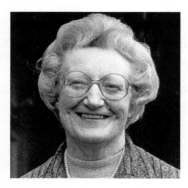

西塞莉·桑德斯（Cicely Saunders）博士

2. 现代临终护理

创始于 20 世纪 60 年代，创始人为桑德斯博士（D. C. Saunders，见左图）。1976 年，桑德斯博士在美国创办世界上第一所临终护理机构——St Christopher Hospice，点燃了世界临终关怀运动的灯塔。

3. 我国临终护理

1988 年 7 月，我国天津医学院成立了中国第一个临终护理研究机构,崔以泰主任被誉为"中国临终关怀之父"。1988 年 10 月,上海成立了我国第一所临终护理医院——南汇护理院。至目前全国约有百余家临终护理医院或病房,上百万名医护人员从事临终关怀工作。

三、家庭临终舒适护理

1. 死亡的判断

(1)传统标准:心跳、呼吸停止。

(2)1968 年,美国哈佛医学院特设委员会在世界第 22 次医学大会上提出的新的、比较客观的死亡概念:脑死亡(brain death),即全脑死亡,包括大脑、中脑、小脑和脑干的不可逆死亡。判断标准有:

① 无感受性和反应性(unreceptivity and unresponsiticity):对刺激完全无反应,即使剧痛刺激也不能引出反应。

② 无运动、无呼吸(no movements or breathing):观察 1 小时后撤去人工呼吸机 3 分钟仍无自主呼吸。

③ 无反射(no reflexes):瞳孔散大、固定,对光反射消失;无吞咽反射;无角膜反射;无咽反射和跟腱反射。

④ 脑电波平坦(EEG flat)。

上述标准 24 分钟反复检查无改变,并排除体温过低(低于 32℃)及中枢神经系统抑制剂的影响,即可做出脑死亡的诊断。

2. 临终患者生理变化及家庭舒适护理

1)临终患者生理变化

(1)感知觉、意识改变:视觉逐渐减退、听觉是人体最后消失的一个感觉。

(2)循环功能障碍:脉搏快而弱、血压降低或测不出、心率紊乱。

（3）胃肠道蠕动逐渐减弱：食欲缺乏、恶心呕吐、便秘或腹泻。

（4）呼吸功能减退：呼吸频率不规则、潮式呼吸、有痰鸣音或鼾声呼吸。

（5）肌肉张力丧失：大小便失禁、吞咽困难、肢体软弱无力。

（6）疼痛：大部分临终患者主诉全身不适或疼痛，伴随一系列临近死亡的体征（各种反射消失、呼吸衰竭、脉搏细弱、血压降低、皮肤湿冷）。

2）临终患者的生理舒适护理

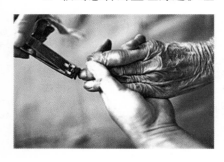

（1）减轻感知觉改变的影响：适当的室内照明，清洁眼周、保护眼睛，涂眼药膏或者覆盖生理盐水纱布，与患者交流时语调柔和，语言清晰，可以采用触摸患者的非语言交谈方式。

（2）改善呼吸功能：保持室内空气新鲜，协助患者采取有利于呼吸的体位，清醒者取半坐卧位，昏迷者取仰卧位头偏向一侧或侧卧位，拍背协助排痰。

（3）促进患者舒适：加强皮肤护理，大小便失禁者，注意保持会阴、肛周皮肤的清洁、干燥，及时擦干汗液、勤换衣裤；加强口腔护理，保持口腔清洁；患者四肢冰冷不适时，加强保暖。

（4）改善营养状况：给予高热量、高蛋白易消化的流质或半流质饮食，鼓励患者多食新鲜的蔬菜和水果，少食多餐；根据患者的饮食习惯调整饮食，增加患者食欲，注意食物的色、香、味；必要时采取鼻饲或全胃肠外营养，保证患者的营养供给。

（5）减轻疼痛：评估疼痛的性质、部位、程度、持续时间及发作规律(杨老师痛尺);转移患者注意力,按摩、音乐疗法、安慰鼓励患者,稳定患者情绪;必要时给予药物止痛(见表 10 - 1)。

表 10 - 1　WHO 推荐的 3 阶梯疗法

阶段	指导	药物	适应证
第 1 阶段	非阿片类,解热镇痛、抗炎药	阿司匹林、布洛芬、对乙酰氨基酚	轻度疼痛
第 2 阶段	弱阿片类药物	氨酚待因、可待因、曲马朵、布桂嗪	中度疼痛
第 3 阶段	强阿片类药物	吗啡、哌替啶、美沙酮、二氢埃托啡	重度和剧烈癌痛的患者

3. 临终患者心理变化及家庭舒适护理

临终患者心理变化如表 10 - 2 所示。

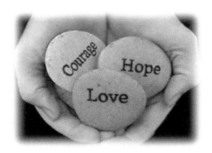

表 10 - 2　临终患者心理变化

分期	心理变化	家庭舒适护理
否认期(denial)	拒绝相信事实,"不,不是我! 这不是真的!"这是一种防御机制	不要轻易揭露患者的防御机制,坦诚温和地回答患者,注意维持患者适当的希望,经常陪伴在患者身旁
愤怒期(anger)	已知病情和预后,出现愤怒、嫉妒、无助、痛苦等,因一些小事向其他人发怒,甚至出现过激行为	正确对待患者的过激行为,给予患者关爱、理解、同情和宽容,注意安抚和疏导,预防意外事件的发生

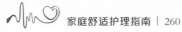
（续表）

分期	心理变化	家庭舒适护理
协议期 （bargaining）	承认和接受疾病的事实，想尽办法请求医务人员治疗疾病，希望奇迹出现，表现为："假如再给我 1 年时间，我会……"	尽量满足患者的需求，使患者能够更好地配合治疗，以减轻痛苦，控制症状，最重要的还是给予患者更多的关爱
忧郁期 （depression）	认识到治疗无望，悲伤、情绪低落，以及退缩、沉默、抑郁和绝望，希望亲朋好友时刻陪伴在身边	鼓励患者用不同的方式发泄情感，给予精神上的安慰，安排亲朋好友见面，并常陪伴在身边，注意心理疏导和适当的死亡教育
接收期 （acceptance）	已准备好接纳即将到来的死亡，对周围的人、事物兴趣下降，喜欢独处，情感减退	尊重临终患者的信仰，给予患者安静、舒适的环境，减少外界干扰，加强基础护理，帮助患者有尊严地离开

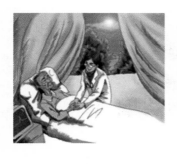

布勒·罗斯认为临终患者心理发展过程的 5 个阶段并非完全按顺序发生和发展，这个心理过程有着较大的个体差异性。爱心、耐心、细心和同情心能够真正体现出珍视生命，使临终患者感到舒适并获得支持和力量。

4. 家属的心理反应和家庭舒适护理

1）家属的心理反应

（1）个人需要的推迟和放弃：患者的治疗支出使得家庭经济条件发生改变，家属面临心理和生理的双重压力。

（2）家庭中角色与职务的调整与再适应：家庭重新调整有关成员的角色以保持家庭的相对稳定。

（3）压力增加，社会交往减少：长期照料患者减少了与其他亲人和朋友间的交往，为了照顾患者的情绪需要努力压抑自己的负面情绪。

2）临终患者家属的舒适护理

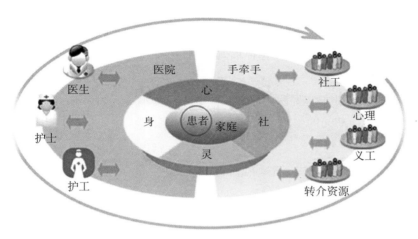

家庭支援中心模式图

1986 年，菲尔斯特（Ferszt）和霍克（Houck）提出临终患者家属主要有 7 个方面的需要：

（1）了解患者病情、照顾等相关问题的发展。

（2）了解临终关怀医疗小组中，哪些人会照顾患者。

（3）参与患者的日常照顾。

（4）确认患者受到临终关怀小组良好照顾。

（5）被关怀与支持。

（6）了解患者死后的相关事宜。

（7）了解有关资源：经济补助、社会资源、义工团体等。

5.护理小贴士

（1）满足家属照顾患者的需要：根据患者自己的意愿安排临

终期间的照料工作,家属轮流照护。

（2）家属之间相互鼓励、表达感情：鼓励家属说出内心的感受及遇到的困难,营造一个安静、隐私的倾诉环境。

（3）指导家属对患者的生活照料：指导、解释、示范有关的舒适护理技术,使家属在照料亲人的过程中获得心理慰藉。

（4）协助维持家庭的完整性：鼓励家属安排平时的家庭活动,以增进患者的心理调适,保持家庭完整性。如共进晚餐、看电视、下棋等。

（5）满足家属本身的生理需求：对家属多关心体贴,帮助其安排陪伴期间的生活,尽量解决实际困难。

参考文献

［1］萧丰收.萧式舒适护理模式［M］.中国台湾：华杏出版社,1998,5.

［2］初秋英,古娜依.浅谈舒适护理［J］.新疆中医药,2005,23(4)：53-54.

［3］李亚静,王素婷,李慧芳.舒适护理理论的临床研究进展［J］.护士进修杂志,2004,19(6)：498-499.

［4］Kolcaba KY. The art of comfort care ［J］. Image Journal of Nursing Scholarship，1995,27(4)：287-289.

［5］唐永云,乔昌秀,李丽.萧氏舒适护理模式［J］.全科护理,2009,7(11)：992-993.

［6］孟共林.内科护理学［M］.世界图书出版公司西安有限公司,2011.

［7］曹伟新,李乐之.外科护理学［M］.人民卫生出版社,2006,4.

［8］尤黎明,吴瑛.外科护理学［M］.人民卫生出版社,2006,4.

［9］史宝欣.临终护理［M］.人民卫生出版社,2010.

后 记

　　参加护理工作以来，一直在探讨如何让患者舒适，但仅是一种概念，没有理论基础。1998 年，随中华护理学会代表团到中国台湾学习，偶然的机会，见到舒适护理创始人萧丰富先生，学习了舒适护理的理念。最使我们难忘的是原中华护理学会理事长林菊英先生给予的指导，鼓励我们在临床工作中进行创新。2003年，开始系统地进行舒适护理的研究，2004 年，获得上海市科委立项"舒适护理模式在临床护理中的应用研究"，舒适护理是一种整体的、个性化的、创造性的、有效的护理模式，最大限度地满足患者的需求，多角度地进行舒适护理，使患者在生理、心理、社会、环境上达到最愉快的状态，或缩短其不愉快的，降低其不愉快的程度。也就是说，护理人员能针对各种患者不舒适的因子，针对这些因子给予舒适评估，提出问题，解决不舒适问题，给予患者一个最舒适的护理状态。在临床护理工作中，我们团队以舒适护理理念为基础，发明的舒适护理用具，其中有八项获得国家专利，并获得上海市创新护理用具成果奖。这些创新护理用具提高了患者的舒适感受，并发展多个舒适护理方案。我们深切地体会到舒适护理的内涵是对自己生命的珍惜，是对他人生命的关爱，是优质护理服务的核心。在研究过程中，我们团队在护理实践中改变、提升护理理念，并应用于临床工作中。

　　本书立足于家庭舒适护理，介绍了舒适护理的内涵、舒适护理的意义，并从人体八大系统入手，就每一系统中的疾病进行讲解,提出舒适护理指导的策略,并给予护理小贴士提示,从而构成全面、整体的家庭舒适护理指南。

本书可供护理工作者、患者及其照护者阅读,从而更好地为患者提供全方位的家庭舒适护理指导。

复旦大学附属上海市第五人民医院